Axel Philippi

Das Vermächtnis des Heilers

Roman

Axel Philippi

Das Vermächtnis des Heilers

ROMAN

Aquamarin Verlag

3. Auflage 2017

Voglherd 1 • D-85567 Grafing

Umschlaggestaltung: Annette Wagner
unter Verwendung von: The Realm Of Light

Druck: CPI • Birkach

ISBN 978-3-89427-556-3

Inhalt

Prolog

Hoch über der materiellen Welt wiegt sich eine Seele in lichtvoller Umarmung. Eins mit dem All-Einen, erinnert sie sich der vielen Ausflüge in physische Sphären und die Fülle der Erfahrungen, die sie dort machen durfte. Hier, in der Einheit allen Seins, scheint alles so unendlich weit entfernt, was damals als Mensch so tiefe Spuren in ihr hinterlassen und sie letztlich zu dem gemacht hat, was sie nun ist: Ein sich selbst und seiner Göttlichkeit bewusstes Wesen!

Und doch ist da noch ein Restgefühl von Unvollkommenheit, eine Spur von Unzufriedenheit, ein Hauch von unerfülltem Sehnen, das zart, aber doch drängend nach Erfüllung und Erlösung ruft. Aus den Tiefen der Seele steigen Bilder auf, Erinnerungen an längst vergangene Tage, als sie noch als Mensch über den Planeten Erde wandelte und oft unter Mühen und Schmerzen nach dem Sinn ihrer Existenz forschte, sich Entwicklung und Vollendung wünschte, ohne zu ahnen, dass sie danach strebte, was sie bereits seit Anbeginn war – ein vollkommenes, gottgleiches Geschöpf! Erst nach ihrer Rückkehr ins Licht wurde der Seele der große Irrtum, die tragische Fehleinschätzung aller Menschen bezüglich ihres Seins und Werdens durch Mithilfe freundlicher Geistwesen bewusst. So begann sich in ihr der Wunsch zu regen, diese neue Sicht der Dinge ihren noch in der Materie steckenden Lichtgeschwistern zu vermitteln, ihnen zu helfen, sich aus den Fesseln ihrer Irrtümer zu befreien und sich ihres wahren Wesens bewusst zu werden.

Schon einmal, als Medikus und Heiler des Kaisers Friedrich II., war diese Seele dem Drang ihres Innersten gefolgt und hatte als Hakon von Donarsberg gegen die Macht der Inquisition und die Gewalttätigkeit der Unwissenden gekämpft. Daher bot es sich aus jenseitiger Sicht an, die einst geknüpften Schicksalsbande, die gute Zusammenarbeit mit anderen damals verkörperten Seelen und die seinerzeit gewonnenen Erkenntnisse zu nutzen, um den im 13. Jahrhundert begonnenen Weg fortzusetzen. Absprachen und Vereinbarungen mit alten Seelengefährten wurden getroffen, alle Rahmenbedingungen für neue Verkörperungen festgelegt und das Ziel der gemeinsamen Bemühungen auf Erden definiert. Alsdann machte man sich als Gruppe auf den Weg zur gemeinsamen Wiedergeburt auf Erden und zur Durchsetzung und Verwirklichung der gesteckten hohen Ziele.

1. Kapitel

Das Erwachen der Schläfer

Das Letzte, woran Roland Alexander sich später erinnert, ist der starke frühmorgendliche Gegenverkehr, die ihn blendenden Scheinwerfer, das plötzliche schrille Kreischen von Bremsen, ein dunkler Schatten in seinem Rückspiegel und der dumpfe Schlag gegen die linke Seite seines Sportcoupes. Sofort bricht sein mit annähernd hundert Stundenkilometern fahrender Wagen aus, schleudert auf die Gegenfahrbahn, überschlägt sich mehrfach und bleibt als rauchendes Wrack in einem schneebedeckten Feld neben der Schnellstraße auf dem Dach liegen. Bevor eine gnädige Ohnmacht ihn erlöst, wundert sich der geschockte Fahrer noch über die plötzliche Stille. Dann erfasst ihn die erste Schmerzwelle – und es wird dunkel um ihn.

Rettungswagen und Notarzt sind glücklicherweise schnell zur Stelle. Andere Verkehrsteilnehmer haben den Verunglückten bereits aus seinem brennenden Auto gezogen und den Ohnmächtigen in sicherer Entfernung auf eine Decke gelegt. Das stark aus Ohren und Mund strömende Blut und der unnatürlich verbogene linke Unterarm verheißen nichts Gutes. Der Notarzt hat Mühe, den schwachen Puls des Unfallopfers zu finden und drängt die Rettungsassistenten zu schnellem Transport ins nahe gelegene Klinikum der Kreisstadt.

Später berichtet Ron – wie ihn seine Freunde in Abkürzung seines Vornamens gerne rufen – dass das Erste, woran er sich danach erinnern konnte, ein unnatürlich helles Licht war, aus dem eine sonore Stimme zu ihm sprach, die ihn zur Rückkehr in sein Leben aufforderte. In dieser Stimme hätte eine zwingende, aber freundliche Autorität gelegen, die keine Weigerung zuließ, und so hätte er sich unmittelbar danach über seinem Körper schwebend im OP-Raum des Krankenhauses wiedergefunden, die Ärzte und Schwestern bei ihrer Sorge um seinen dort liegenden Körper beobachtet und ihren Gesprächen und Kommentaren gelauscht. Frei von allen Schmerzen, habe es ihn selbst gewundert, wie wenig ihn das Schicksal seines dort unten liegenden Körpers in dieser Situation berührt habe. Am liebsten wäre er wieder ins Licht zurückgekehrt, wo er sich so beschützt und liebevoll behandelt gefühlt habe. Aber etwas zog ihn kurz darauf unbarmherzig hinunter in seinen Körper; und es wurde wieder dunkel um ihn.

Vier Wochen später, Anfang Februar des Jahres 2007, wird Roland Alexander aus dem Krankenhaus entlassen. Die inneren Verletzungen haben sich als nicht so schwerwiegend herausgestellt, wie anfänglich befürchtet worden war. Der komplizierte Bruch im linken Unterarm wurde mehrfach operiert, dann geschient und zum Ausheilen in Gips gelegt. Carola, seine junge Frau, holt Ron an diesem Morgen aus der Klinik ab, und beide machen sich auf den Weg nach Hause. Auf der Fahrt zu seinem sechzig Kilometer entfernten Zuhause hat Roland Gelegenheit, seiner überraschten Partnerin erstmals von seiner Nahtoderfahrung, und wie sehr sie ihn berührt hat, zu berichten. Er hat damit so lange gezögert, weil er sich selbst nicht über die Natur dieser Erfahrung im Klaren ist und den befürchteten kritischen Fragen und Kommentaren Dritter am liebsten durch Verschweigen aus dem Weg gehen würde. Wider Erwarten bestärkt ihn seine Frau im Glauben an die Realität seines Erlebnisses und erzählt dem Erstaunten, dass eine ihrer Freundinnen im Verlauf eines Kreislaufkollapses während der schwierigen Geburt ihres ersten Kindes von ähnlichen Erfahrungen berichtet habe. Während Carola ihren Wagen nach Hause steuert, ist das Ehepaar für den Rest der Fahrt in eine Diskussion über Nutzen und Bedeutung solcher paranormaler Erfahrungen vertieft.

Roland und Carola sind ein kinderloses Paar, seit fast fünf Jahren verheiratet und leben in einer modern renovierten Altbauwohnung eines Patrizierhauses des 19. Jahrhunderts direkt am zentralen innerstädtischen Park der Landeshauptstadt. Beide sind berufstätig. Roland – von Hause aus Physiker – ist mit seinen bald vierzig Jahren bereits seit mehreren Jahren Produktionsleiter einer großen mittelständischen Metallbaufirma im Industriegelände vor den Toren der Stadt. Carola verdient als Innenarchitektin in einem namhaften Einrichtungshaus ihr Geld. Bis zu dem Unfall verlief ihr beider Leben in vorhersehbaren, geordneten Bahnen. Ron hat man von Seiten der Inhaber seiner Firma einen baldigen Aufstieg in die Geschäftsleitung und eine Teilhaberschaft in Aussicht gestellt. Die 36-jährige Carola verspürt immer stärker den Wunsch nach Mutterschaft und mindestens zwei Kindern. Ihre berufliche Tätigkeit schenkt ihr seit längerem keine Erfüllung mehr. Carolas Traumberuf verkommt immer mehr zur reinen Beratung versnobter Kunden der Oberschicht, die ihre Leere im Leben mit immer mehr Luxus in ihrem Umfeld zu füllen suchen. Das von ihr so geschätzte gestaltende und kreative Element in ihrem Beruf schwindet in dem Maße, wie sie sich immer häufiger in der Rolle einer Ein- und Verkäuferin teuerster Accessoires und Raritäten für die Innengestaltung pompöser Villen ihrer Klientel wiederfindet.

Beide sind das, was man ein schönes Paar nennt. Er, sportlich durchtrainiert und mit über 1,85 m Größe eine stattliche Gestalt mit dunkelbraunen Haaren und katzenhaft hellgrünen Augen, hat eine starke Anziehungskraft auf das andere Geschlecht. Carola stört das wenig. Ist sie doch selbst mit ihren schulterlangen hellblonden Haaren, einem faszinierend ebenmäßigen Gesicht und einer atemberaubenden Figur der Inbegriff vieler Männerträume, was ihr bisher auch im Alltags- und Berufsleben stark zu Gute kam. Beide reisen gern, verbringen viel Freizeit beim Sport und lieben die Oper. Bis zu diesem Einschnitt in ihrem Leben waren sie sozusagen der Prototyp des erfolgsorientierten und gut etablierten Paares mit besten Erfolgsaussichten für die zweite Lebenshälfte.

Bis zu jener Nahtoderfahrung im Krankenhaus hatte sich Roland Alexander wenig Gedanken über Leben und Tod gemacht. Seine Erziehung war oberflächlich religiös gewesen. Seltene Besuche in der Kirche und die übliche, eher gesellschaftlich begründete Teilnahme an den Feiern und Festen zu Weihnachten und Ostern hatten kaum Erinnerungen, geschweige denn tiefere Spuren in seiner Seele hinterlassen. Ironisch bemerkte er in der Vergangenheit gern, dass „wer an Gott glaube, nur Angst vorm Sterben habe“. Sein Sinnen und Trachten war schon sehr früh auf ganz andere Ziele gerichtet. Bereits zu Beginn seines Studiums waren seine Eltern kurz nacheinander an schweren Krankheiten gestorben und hatten ihrem einzigen Sohn ein kleines Vermögen hinterlassen, das es Ron erlaubte, sein Studium sorgenfrei zu beenden. Nun war er gerade dabei, die ersten süßen Früchte vom Baum des beruflichen Erfolges zu pflücken, als das Schicksal ihn plötzlich zwang, diesen vorgezeichneten Weg auf seine Sinnhaftigkeit hin zu überprüfen. Wenn es ihm auch schwerfällt, die intensiven Gefühle und Bilder zu schildern, die seine Erfahrung ausmachten, so ist doch etwas Unwiderrufliches geschehen, das er nicht leugnen kann: Eine Tür ist in ihm geöffnet worden, von deren Vorhandensein er bisher nichts wusste. Ein Raum hat sich ihm gezeigt, dessen Dimension und Ausdruck sein Selbstverständnis und seine bisherigen Lebensziele in Frage stellt und ihm völlig fremde und ungewohnte Perspektiven von Leben und Sterben vor Augen führt.

Die ersten Wochen nach der Entlassung aus der Klinik sind noch der Rekonvaleszenz des Patienten gewidmet. Doch schon bald darauf ist Roland wieder kontrollierend und Anweisungen gebend in den Werkshallen und Produktionsstätten seiner Firma unterwegs und studiert wie gewohnt am Schreibtisch die neuesten Fertigungspläne. Doch er irrt sich, wenn er gehofft hat, diese ihn so aufwühlende Erfahrung und Erinnerung würde sich mit der Zeit verflüchtigen, und er könnte wieder einfach in sein gewohntes Leben zurückkehren. Im Gegenteil – dieses drängende Gefühl in ihm wird immer stärker und lässt ihn zunehmend unruhiger und aggressiver werden. Bis es dann im Frühling an einem Samstagabend zu einem schlimmen Streit zwischen ihm und seiner Frau kommt, die seine sich immer mehr verschlechternde Stimmung und Verschlossenheit nicht versteht und auch nicht länger ertragen will und Ron zu einem Gespräch über sein Verhalten und ihr gemeinsames Leben seit seinem Unfall zwingt.

Was anfänglich recht lautstark beginnt, wird im weiteren Verlauf zu einem ruhigen, intensiven und konstruktiven Austausch darüber, wie und was sich in ihrer beider Leben ändern muss, damit es weiterhin ein stabiles Fundament bleibt, worauf sich ihre gemeinsame Zukunft aufbauen kann. Insgeheim und tief innerlich träumen aber beide weiter auch ihre alten Wünsche. Ron von seiner Karriere und Carola von einem familiären Nest und ihrer Mutterschaft. Keiner von beiden ahnt, dass ihre Seelen ganz andere Ziele verfolgen und sich das Neue in ihrem Leben bald zeigen wird.

2. Kapitel

Die Botschaft der Seele

Das fruchtbare Gespräch und die folgende zärtliche Nacht haben zwischen Roland und Carola wieder die gewohnte Harmonie hergestellt. Das Leben geht wie gewohnt weiter, und so hat sie der Alltag bald wieder in seinem Griff. Als einige Zeit später in der Klinik beim Entfernen des Gipsverbandes von Rons linkem Unterarm der Arzt rote Flecken auf der Hand seines Patienten feststellt, hält er das zuerst für eine allergische Hautreaktion auf den Gips, die sich wohl bald von alleine geben wird. Beim Aufwachen am nächsten Morgen spürt Roland plötzlich ein brennendes Jucken in der linken Handfläche und bemerkt eine kreisförmige starke Rötung von etwa 4 cm Durchmesser, in deren Mitte sich kleine gelbliche Pusteln abzeichnen. Schlaftrunken kratzt Ron heftig seine Innenhand und reißt dabei ungewollt die Haut über einigen der Pusteln auf, die sofort zu wässern beginnen. Das Wasser der folgenden Dusche und das Shampoo verstärken das unangenehme Brennen in Rons Hand, und er beschließt genervt, noch am gleichen Morgen einen ihm aus dem Tennisclub bekannten Hautarzt aufzusuchen. Es wird dann doch später Nachmittag, als er seinen Termin hat. Überrascht stellen Arzt und Patient fest, dass der gleiche Prozess sich nun auch in der rechten Handfläche abzuzeichnen beginnt. Ratlos muss Roland die Frage des Arztes verneinen, ob er neue Kosmetika benutze oder im Rahmen seines Berufes mit irgendwelchen Chemikalien in Berührung gekommen sei. Dann unterwirft ihn der Arzt einigen Hauttests, um Hinweise auf mögliche Allergien und das Krankheitsbild zu erhalten.

Frustriert verlässt Ron nach fast einer Stunde die Praxis, ohne einen konkreten Verdacht auf eine bestimmte Krankheit. Der Hautarzt sieht sich außerstande, eine verlässliche Diagnose zu stellen. Vom Ekzem über Neurodermitis bis zu seltenen anderen allergischen Reaktionen sei alles möglich. Man müsse die Testergebnisse und die Blutuntersuchung abwarten, um mehr sagen zu können. Dann pudert der Arzt Rons Handinnenflächen und zieht ihm weiße sterile Baumwollhandschuhe über die nässenden Hände, um weitere Infektionen zu verhindern. Dieser Arztbesuch sollte der Beginn einer monatelangen, letztlich aber fruchtlosen Behandlungsreihe sein. Auch der Wechsel zu einem bekannten Spezialisten ändert nichts an der Symptomatik. Im Gegenteil, das Krankheitsbild verschlimmert sich zusehends, die Hände bluten und wässern und ähneln im Frühsommer immer mehr den Stigmata, wie man sie von Therese Neumann von Konnersreuth, dem inzwischen heiliggesprochenen Pater Pio oder anderen Fällen her kennt. Alle Ärzte sind ratlos. Roland wird immer wütender und beklagt bei jeder Gelegenheit die mangelnde Kompetenz und Erfolglosigkeit seiner medizinischen Behandler. Als Naturwissenschaftler erwartet er von anderen Naturwissenschaftlern die gleiche Effizienz bei ihrem Tun, wie man sie auch von ihm in seinem Berufsleben erwartet, und kann nicht verstehen und akzeptieren, dass ausgerechnet bei ihm und seiner Erkrankung das nicht möglich sein soll. Jede Berührung und jeder Handgriff schmerzen ihn, und ohnmächtig muss Roland begreifen, dass „handeln", „handfest" und „handhaben" sich als Worte nicht umsonst von diesem wichtigen Körperteil ableiten und wir mittels der Hände unser Leben „händeln" und meistern. Als sich im Herbst immer noch keine Besserung abzeichnet und bei seinen Ärzten nach wie vor Ratlosigkeit herrscht, beginnt Rolands Suche nach alternativen Wegen und Heilmethoden.

Aus Carolas Yoga-Kurs kommt die Anregung, es mit der Traditionellen Chinesischen Medizin zu probieren, und tatsächlich scheinen die ihm verordneten unangenehm schmeckenden Tees eine erste positive Wirkung zu haben. Leider hält die Wendung zum Guten nicht lange an – und Rolands Suche geht weiter. So lernt er nacheinander das ganze Spektrum esoterischer Behandlungen kennen – vom Reiki-Meister, über die Psychokinesiologin, eine weiße Hexe bis hin zum Gesundbeter und schließlich Gruppensitzungen im Bruno Gröning-Kreis. Nichts scheint bei Ron anzuschlagen, und langsam glaubt er, tatsächlich verflucht zu sein, wie ihm eine mediale Kartenlegerin, die er widerstrebend auf Raten einer Bekannten aufsucht, weismachen will. Da entdeckt er eines Tages bei einem Wochenendbesuch der Bekannten, die ihn auch zu dem Medium geschickt hat, in deren Bücherregal den Roman „Der Heiler des Kaisers“. Fasziniert von dem mystischen Umschlagbild und auf unerklärliche Weise von diesem Buch angezogen, leiht er es sich aus.

Das Buch und seine Schilderungen packen und berühren ihn so, dass er es nicht weglegen kann und bis tief in die Nacht darin liest. Als er endlich Schlaf findet, träumt er ununterbrochen von dem Gelesenen. In seinem Traum verschwimmen die Grenzen, und er verwandelt sich ganz in die Hauptfigur des Romans, verschmilzt mit der Persönlichkeit des Hakon von Donarsberg. Als er am Morgen wie erschlagen erwacht, braucht er eine ganze Weile, um sich bewusst zu machen, wer er ist und in welcher Zeit er lebt. Die Romanfigur nimmt ihn so gefangen, dass es Roland, der als nüchterner Naturwissenschaftler so etwas noch nie erlebt hat, geradezu ängstigt. Doch wie im Fieber kann er das Buch nicht meiden und liest es am Sonntagmorgen zu Ende. Carola, die seine neu erwachte Leidenschaft für ein esoterisches Buch nur schwer verstehen kann, ist zunehmend irritiert von seinem merkwürdigen Verhalten. Rons Schilderungen seiner Träume und seine von ihm so heftig erlebte nächtliche Verwandlung in diesen mittelalterlichen Heiler beunruhigen sie, und so sucht sie telefonisch Rat bei der gemeinsamen Bekannten, die ihrem Mann auch das Buch geliehen hat. Von ihr bekommt sie die Adresse eines bekannten Therapeuten, der als Geistheiler und als Reinkarnationstherapeut ihrem Mann nicht nur im Fall der Identitätsfrage, sondern auch bei seiner Krankheit helfen könne. Als Roland selbst in den kommenden Tagen dieses Gefühl einer Doppelidentität entgegen seinen Erwartungen nicht abschütteln kann und auch seine Hände sich nicht bessern, entschließt er sich, der Empfehlung zu folgen und diesen Seelenspezialisten aufzusuchen.

Der Therapeut arbeitet in der gleichen Stadt, und innerlich leicht angespannt betritt Roland Alexander drei Tage später die helle Praxis in einem modernen Ärztehaus. In Werner Traugott findet er einen älteren Herrn mit rundlicher Figur und einem grauen Vollbart vor, dessen sanfte Augen und freundlicher Blick ihm gleich Vertrauen einflößen. Aufmerksam zuhörend, lässt sich der Therapeut Rolands Krankheitsgeschichte und seine kürzlichen Erfahrungen mit dem Heiler-Roman schildern.

„Glauben Sie an Zufall?"

Diese unerwartete Frage von Werner Traugott verwirrt Roland, aber bevor er antworten kann, fährt der Heiler freundlich lächelnd fort: „Wenn wir davon ausgehen, dass alles und jedes, was uns begegnet, etwas mit uns zu tun hat, dann bekommen rätselhafte Begebenheiten plötzlich einen Sinn. Wir leben in einem Spiegelsystem. Alles, was wir tun und lassen, verrät etwas über uns, spiegelt uns und deshalb sagen wir ja auch: Sage mir, mit wem du gehst, und ich sage dir, wer du bist!"

Ron hat sich in seinem bequemen Sessel zurückgelegt und hört aufmerksam seinem Gegenüber zu.

„Welchen Partner wir finden, ob wir im Lotto gewinnen oder einen Unfall haben, an welcher Krankheit wir leiden oder welches Buch uns in die Finger fällt: Nichts davon ist Zufall! Nach inneren Gesetzen ziehen wir das uns Zugehörige an. Es hat somit eine Botschaft für uns. Die therapeutische und heilerische Kunst besteht nun darin, diese von ihrer Seele kommende Botschaft zu verstehen und zu entschlüsseln."

Ron hat sich interessiert vorgebeugt. „Wenn ich also annehme, dass meine Krankheit eine Botschaft für mich ist, warum dauert es so lange, und warum ist es für mich und meine Ärzte so schwer, ihre Ursache und ihren Sinn zu verstehen?"

Wieder lächelt der Heiler verständnisvoll, und zu seiner Überraschung erhält Ron in den folgenden Minuten einen tiefgründigen Vortrag über Sinn und Zweck des menschlichen Schicksals und die Kommunikation mit der Seele.

„Weil wir es verlernt haben, direkt mit unserer Seele und unserem Geist zu sprechen und sie zu verstehen. Wie viele Menschen haben nachts Träume, und wie viele können damit etwas anfangen? Wir haben die Sprache unserer Seele verlernt und können deshalb in der Regel keinen Nutzen mehr aus unseren Träumen ziehen. Der Seele bleibt somit nichts anderes übrig, als uns ihre Botschaft über den Umweg unseres Körpers mitzuteilen. Letztlich ist also alles, was auf der körperlichen Ebene geschieht, Ausdruck seelischer Botschaften und Prozesse. Der Körper ist der verlängerte Arm der Seele, und das betreffende erkrankte Organ erzählt uns nun alles über die Natur des dahinterstehenden seelischen Konflikts. Lassen Sie es mich an zwei Beispielen aus meiner Praxis verdeutlichen. Im ersten Fall kam vorigen Monat ein Ingenieur zu mir, der seit anderthalb Jahren an Morbus Crohn, einem chronisch entzündeten Dickdarm, litt. Trotz aller Bemühungen in mehreren Kliniken verschlimmerte sich das Krankheitsbild immer mehr, und zum Schluss riet man ihm zur operativen Entfernung des entsprechenden Darmbereichs. Das wollte er nicht. Er hörte von mir, kam eine Woche zur Behandlung in meine Praxis, und ich begann damit, ihm zuerst einmal seine Krankheit seelisch zu entschlüsseln und seine Symptome und Schmerzen durch Geistheilung zu lindern. Der Dickdarm steht für das Unterbewusstsein. Oft finden sich dort die nur ins Unterbewusste verdrängten, aber nicht erlösten seelischen Erfahrungen der Vergangenheit. Unsere Seele existiert jenseits von Zeit und Raum, und deshalb kann das ursächliche Geschehen, das seelisch verdrängt und nie bearbeitet und erlöst wurde, schon sehr lange zurückliegen. Lässt sich trotz intensiver Suche im Rahmen von Gesprächen nichts Ursächliches in der Rückbetrachtung des augenblicklichen Lebens finden, dann ist die Wahrscheinlichkeit groß, dass das für die Krankheit verantwortliche Erleben jenseits der Geburtsschwelle und somit aus einem Vorleben stammt. So kam auch in diesem Fall eine Reinkarnationstherapie als das Mittel der Wahl zum Einsatz.

Im Trancezustand der Rückführung erlebte sich der Patient nun als römischer Centurio im ersten nachchristlichen Jahrhundert und erinnerte sich mit allen Gefühlen daran, wie er in Kämpfe verstrickt und schwer verwundet wurde. In der Trance sagte er ganz verblüfft: „Da kann man ja durchsehen!“ So ein großes Loch hatte er im Bauch. Er starb damals kurz darauf an dieser schweren Verwundung, und genau an dieser Stelle in seinem Körper, im aufsteigenden Dickdarm, quält ihn heute seine Erkrankung. Hier kommen wir nun zu einem entscheidenden Punkt. Wenn bei einem Menschen in einem seiner Vorleben einer schweren Verletzung oder einer schrecklichen Erfahrung unmittelbar darauf der Tod folgt, so hat seine Seele in dem betreffenden Leben keine Gelegenheit mehr, sich mit diesem Problem auseinanderzusetzen und es zu integrieren. Das Trauma kapselt sich ab, wandert durch Zeit und Raum und wird – wie im vorliegenden Fall des Diplom-Ingenieurs – viele Jahre und Leben später die seelische Ursache für ein scheinbar unerklärliches Krankheitsbild, und zwar genau in dem Körperbereich, der ursprünglich verletzt wurde. In der Trance nutze ich nun spezielle auf den Patienten und sein Thema zugeschnittene heilsame Suggestionen, die, wie in einem Computer, das in ihm noch existierende alte

Programm löschen und durch ein neues und positives ersetzen. Als Beweis für den Erfolg der Maßnahme muss sich das Empfinden des Patienten sofort fühlbar verbessern. Das tat es auch bei meinem Patienten. Vorige Woche hat er mir eine Bekannte als Patientin geschickt, durch die er mir danken und ausrichten ließ, sein Befinden habe sich so gebessert, dass er, außer in Stresssituationen, kaum noch Schmerzmittel benötige und von einer Operation keine Rede mehr sei.

Im zweiten Fall ging es um einen Unternehmer, der am Tourette-Syndrom litt. Dabei handelt es sich um eine Tic- bzw. Zwangserkrankung. Mehrmals minütlich durchliefen den 36-jährigen Mann, der bereits seit seinem 6. Lebensjahr davon betroffen war, starke Zuckungen im ganzen Körper. Nur im Schlaf blieb er von dieser Heimsuchung verschont. Mein Handauflegen brachte zwar Besserung, führte aber nicht zu einem Verschwinden der Symptomatik. In der daraufhin angesetzten Rückführung erlebte sich der Patient als SA-Mann im Dritten Reich, als er in einer Pogrom-Nacht – entgegen seinem Auftrag – zwei gefangengenommene jüdische Kinder nicht ablieferte, sondern sie dem katholischen Kirchenasyl anvertraute. Fatalerweise wurde er dabei von Kollegen beobachtet, die ihn bei seinen Vorgesetzten denunzierten. Man machte ihm den Prozess vor dem Volksgerichtshof und verurteilte ihn zu KZ-Haft. Aufgewühlt erlebte er in Trance wieder die schreckliche und stundenlange Fahrt ins KZ in einem völlig überfüllten Viehwagen der Eisenbahn. Insbesondere ältere Häftlinge wurden niedergetrampelt, alle ohne Verpflegung gelassen und die Notdurft musste einfach auf den Boden verrichtet werden. Einige Verurteilte überlebten schon die Tortur dieser Fahrt nicht. Im KZ angekommen, erkannten ihn die Insassen an den Resten seiner Uniform – man hatte ihm nur die Epauletten und Ordenszeichen abgerissen – als ehemaligen Feind und schlugen und traten ihn tot. Dieses immer noch in ihm lebendige Entsetzen und die Todesangst eines vergangenen Lebens waren die seelischen Ursachen für die eruptionsartigen Entladungen und Zuckungen seines heutigen Körpers. Auch in diesem Fall setzte ich heilsame Suggestionen in Trance ein, die das alte Programm löschten und durch ein neues ersetzten, was dazu führte, dass die Zuckungen schlagartig verschwanden und auch nach mehreren Tagen nicht wieder auftraten.

Allerdings schärfte ich diesem Patienten ein, kein großes Aufsehen über die Heilung einer an sich unheilbaren Krankheit zu veranstalten. Im Grunde genommen ist aus Sicht eines Geistheilers jede Krankheit heilbar, wenn zwei Voraussetzungen erfüllt sind. Das Karma des Patienten muss es zulassen, und er muss innerlich zur Wandlung willens und bereit sein. Und da scheiden sich die Geister. Viele Patienten wollen zwar die leidvolle Erkrankung loswerden, aber nicht das dafür Notwendige tun. Dann bleibt es letztlich bei der Krankheit, oder die Symptomatik zeigt sich nach scheinbar anfänglicher Besserung bald wieder. Das darf vom Evolutionsgesetz her auch gar nicht anders sein! Wenn ein Arzt oder ein Heiler dazu imstande wäre, ohne das erforderliche Zutun des Patienten eine Krankheit dauerhaft zum Verschwinden zu bringen, dann würden beide ihrem Patienten durch dessen fehlende Auseinandersetzung mit dem Signal damit die Chance zur Entwicklung nehmen, und das lässt das Evolutionsgesetz nicht zu. Deshalb dürfen wir nie vergessen, dass ausnahmslos jede Erkrankung Ausdruck und Botschaft der Seele ist, die damit erreichen will, dass sich etwas in unserem Leben ändert."

Werner Traugott schweigt, und Roland ist zuerst einmal wie erschlagen von der Fülle der Informationen und neuen Sichtweisen. Auf die Idee, dass die Erkrankung seiner Hände rein seelische Ursachen haben könnte, war er bisher noch nicht gekommen. Zuerst sträubt sich auch der Wissenschaftler in ihm, das so einfach anzunehmen. Seele, das war bisher immer etwas Schwammiges und Nichtfassliches für ihn, etwas, das in der wissenschaftlichen Welt der klaren Daten und Fakten keinen Platz und keine Realität hatte. Andererseits, wie soll er sich seine Erfahrungen mit dem Roman und seine schon fast Überidentifikation mit dem mittelalterlichen Heiler anders erklären?

„Gut, Herr Traugott, und was schlagen Sie in meinem Fall vor? Wie würde eine Behandlung bei Ihnen aussehen, was würden Sie tun und wie lange würde das dauern?"

Der Therapeut überlegt einen Moment und meint dann: „Vordringlich ist das Problem mit Ihren Händen. Eine Erklärung zu finden für Ihre besonderen Erfahrungen mit dem Heiler-Roman ist aus meiner Sicht zweitrangig. Wir beginnen zuerst mit Energiebehandlungen in Form des Handauflegens. Ich gebe Ihnen dazu zur Vorabinformation eine DVD des Hessischen Fernsehens mit. Sie trägt den Titel „Rätselhafte Heilung – Wunder an den Grenzen der Medizin". Darin kommen Ärzte und Wissenschaftler zu Wort, die sich mit dem Thema Geistiges Heilen und der psychologischen Behandlung körperlicher Erkrankungen auseinandersetzen. In den jeweiligen Sitzungen versuchen wir dann, in der Kombination von Energietransfer und psychologischer Ansprache, der Botschaft Ihrer Hände auf die Spur zu kommen. Ich setze dabei mehrere Techniken ein, unter anderem auch Reinkarnationstherapie. Über die Dauer der Behandlung kann ich im Moment noch nichts aussagen, denn das hängt wesentlich von Ihrem Öffnungsgrad in der Therapie und ihrer Mitarbeit ab. In der Regel sollten fünf Doppelstunden ausreichen, um die seelischen Ursachen aufzudecken und zumindest ein Zurückgehen der Hautveränderung und der Schmerzen, wenn nicht eine Heilung der Seele und damit bleibend auch der Körpersymptome zu erreichen." Nach kurzer Überlegung erklärt sich Roland Alexander damit einverstanden, und Therapeut und Patient stimmen die Termine für die ersten Sitzungen ab. Ron verabschiedet sich von Werner Traugott mit dem sicheren Gefühl, endlich einen kompetenten Behandler gefunden zu haben.

Den Film schauen sich Carola und er gemeinsam an, und Roland ist angenehm überrascht, wie positiv sich namhafte Wissenschaftler über das Thema geistige und seelische Heilung körperlicher Erkrankungen auslassen. Selbst Physiker wie er finden überzeugende Gründe in neuen Erkenntnissen der Quantenphysik, warum und auf welche Weise das Heilen durch Handauflegen wirkt. In den kommenden Tagen liest Roland das Sachbuch „Aus dem Tagebuch eines Heilers“, das ihm Werner Traugott zum besseren Verständnis der Therapie mitgegeben hat, und ist zunehmend von den dort geschilderten Patienten-Beispielen und Erklärungen über das Geistige Heilen fasziniert. Verwundert erfährt er dort erstmals, dass Heiler mit dem elektromagnetischen Wellenspektrum arbeiten und hier insbesondere mit dem Bereich des optischen Lichtes. Aber eigentlich ist das nicht so abwegig, weiß er doch von seinem Studium her, dass jede Materie aufgrund des Quantensprungs der Elektronen in ihren Atomen über ein gewisses Eigenlicht verfügt und daher Licht abstrahlt.

Je tiefer er in den folgenden Tagen in die Materie eintaucht, um so verblüffter ist er, wie viel Übereinstimmung es doch offensichtlich zwischen dem alten Wissen der unterschiedlichen Religionen, ihren spirituellen Disziplinen und den neuesten Erkenntnissen der Physik gibt. Er begreift plötzlich, wie der Umstand, dass die beiden Disziplinen, Naturwissenschaft und Esoterik, ihre Erfahrungen jeweils mit anderen Namen benennen und in unterschiedlichen Sprachen sprechen, in der Vergangenheit dazu führte, dass jede Seite die andere nicht verstand und schon gar nicht die verblüffenden Übereinstimmungen bemerkte, die letztlich in vielem zwischen ihnen herrscht. Das zeigt sich für ihn besonders im Bereich der modernen Elementarteilchen-Forschung, der er sich im Rahmen seines Studiums instensiv widmete. So fällt es ihm wie Schuppen von den Augen, als ihm klar wird, dass das Yin/Yang-Prinzip, das die Esoterik seit Jahrtausenden kennt und beschreibt, im Grunde und aus einem anderen Blickwinkel betrachtet nichts anderes ist, als der inzwischen wissenschaftlich bewiesene Umstand, dass alle Elementarteilchen immer als Zwillingsteilchen auftreten, wobei das eine, positiv geladen, eine Rechtsdrehung, und das andere, negativ geladen, eine Linksdrehung aufweist. Auch im kreisförmigen Yin/Yang-Symbol bilden zwei voneinander getrennte und unterschiedliche Teile ein Ganzes. Wie im Rausch verschlingt Ron an den freien Abenden der kommenden Tage alle Bücher, die ihm zu diesem Thema in seiner Buchhandlung in die Finger fallen, und fiebert gespannt seinem ersten Therapietermin entgegen.

3. Kapitel

Erinnerungen an längst vergangene Tage

Seine erste Therapiesitzung hat Roland Alexander an einem sonnigen Freitagmorgen im Frühherbst 2007. Erwartungsvoll betritt er die Praxis von Werner Traugott und wird gleich ins Sprechzimmer geführt. Nach den üblichen Begrüßungsfloskeln bezüglich Rons Befinden und seiner Aussage, dass der Zustand seiner Hände nach wie vor unverändert sei, bittet ihn der Therapeut, die Schuhe auszuziehen und sich auf eine an der Wand stehende Behandlungsliege zu legen. Neben seinem Patienten stehend, erklärt ihm Werner Traugott seine weitere Vorgehensweise.

„Bevor wir mit der Heiltherapie beginnen, stellen wir zuerst einmal den Ist-Zustand Ihres Energiesystems fest. Entlang Ihrer Wirbelsäule befinden sich sieben Energiewirbel, die die Esoterik Chakras nennt, und deren Zustand dem Fachmann etwas über die Seelenlage des Patienten verrät. Diese Chakras spiegeln also klar definierte seelische Bereiche und deren Befindlichkeit. Sie steuern darüber hinaus bestimmte Körperzonen und erzählen uns damit etwas über die Energieversorgung der betreffenden Organe. Seelische Blockaden beispielsweise drücken sich somit in Folge als Chakra-Blockaden und die dadurch bedingte energetische Unterversorgung als organische Erkrankung aus. Wenn ich also jetzt diese sieben wichtigsten Energiewirbel auspendele, dann um festzustellen, in welchem Zustand sich Ihr Chakra-System und damit Ihre Seele befindet.“

Werner Traugott nimmt einen glänzenden Messingpendel aus der Tasche und beginnt, vom Steißbein an aufwärts, die Chakras seines Patienten auszupendeln. Fasziniert beobachtet Roland die kreisförmigen Schwingungen des Instruments und kann keine Unterschiede feststellen. Doch über seinem Kehlkopf stockt plötzlich der Pendel und steht dann still.

„Aha, da haben wir unser erstes Signal", bemerkt der Therapeut und fährt fort, das Stirn- und Scheitel-Chakra von Ron zu überprüfen, die beide unauffällig sind.

„Nun schauen wir uns das Verhältnis der polaren Energien Yin und Yang in Ihnen an. Im Idealfall müssen diese beiden Energien in uns im Gleichgewicht sein. Das linksdrehende Yin steuert die linke, das rechtsdrehende Yang die rechte Körperseite jedes Menschen. Wenn ich also nun mit dem Pendel duale Organe oder Körperteile, wie zum Beispiel die Schulter-, Hüft- und Kniegelenke oder die Nieren, auspendele, müsste der Durchmesser des Pendelkreises idealerweise auf beiden Seiten gleich groß sein."

Die anschließende Überprüfung der genannten Gelenke verblüfft Roland. Sind doch die Kreise seiner linken Körperseite im Durchmesser wesentlich größer als die der rechten Seite.

„Hier haben wir das zweite wichtige Signal. Sie sind offensichtlich ein Yin-Typ!"

Als der Therapeut in Gedanken versunken schweigt, hält es Ron nicht länger aus und fragt: „Und was heißt das nun?"

Daraufhin beginnt Werner Traugott, ihm die Bedeutung der beiden negativen Signale seines Energiesystems zu erklären.

„Das Kehl-Chakra eines Menschen steht für seine Kommunikationsfähigkeit und sagt darüber hinaus etwas darüber aus, ob der Betreffende generell gut los- und zulassen kann. Ein blockiertes Kehl-Chakra zeigt also, dass Ihnen genau das zur Zeit unmöglich ist. Sie können aus übergeordneter Sicht etwas nicht herausbringen oder nicht schlucken, und deshalb haben

Sie gemäß dem Bereich Ihres Unvermögens die entsprechende Erkrankung. Im Speziellen und auf Ihre Hände übertragen bedeutet das, dass Sie entweder etwas zwanghaft festhalten oder etwas, was sich über die Hände ausdrücken will, nicht herauslassen, nicht umsetzen, im wahrsten Sinn des Wortes nicht handhaben können. Das Chakra und sein Zustand weisen also nur in die generelle Richtung, in die wir die spezielle Ursache für diese Blockade und damit Krankheit suchen müssen. Für das Auffinden der genauen seelischen Gründe und damit meistens eines Traumas müssen wir uns nun entsprechender psychologischer Techniken bedienen, die Sie in Kürze kennenlernen werden. – Das zweite Signal sagt etwas über Ihre aktuelle seelische Ausrichtung aus. Es geht dabei um die zwei grundlegenden Prinzipien der Schöpfung. Das Yang ist das Sonnenprinzip. Es steht für Wärme, Ausdehnung und Zerstörung und wird fälschlicherweise oft einseitig mit dem Männlichen gleichgesetzt. Das Yin ist das Mondprinzip und steht für Kühle, Zusammenziehung und Verdichtung und wird gerne als das Weibliche schlechthin missverstanden. Wohlgemerkt, es geht um übergeordnete Prinzipien. Beide müssen in jedem von uns vorhanden und im Gleichgewicht sein als Voraussetzung für Gesundheit und Heilung. In der Psychologie reden wir bezüglich der personifizierten Form beider Prinzipien von Animus und Anima, dem inneren Mann und der inneren Frau, und streben ihre Verschmelzung, die mystische Hochzeit, an. Mehr als achtzig Prozent aller Menschen sind energetisch im Ungleichgewicht. Sie, Herr Alexander, befinden sich also in guter Gesellschaft. Dass nun bei Ihnen das Yin dominiert heißt, dass Sie trotz Ihrer intellektuellen Ausbildung und Ihrer Selbstdefinition über die Rationalität im Grunde Ihres Herzens ein Gefühlstyp sind. Da Sie diese Seite Ihres Wesens aber ganz offensichtlich unterdrücken, kommt es zwangsläufig, wie bei jedem Menschen, über kurz oder lang zu entsprechenden Korrekturen durch Ihre Seele. Die benutzt dafür zwar nicht immer, aber doch meistens den Körper und seine Krankheiten.

Die Frage lautet also: Warum unterdrücken Sie Ihren Gefühlsbereich? Und die Antwort darauf erwarten wir von den folgenden Therapiesitzungen."

Während Werner Traugott die festgestellten Ergebnisse seiner Überprüfung im Patientenbericht schriftlich festhält, hat Ron Gelegenheit, über das Gehörte nachzudenken. Aber obwohl er sich geradezu den Kopf zerbricht, will ihm nichts Passendes zur Interpretation des Heilers einfallen. Er hat keinerlei Vorstellung davon, was er wohl festhalten oder nicht handhaben will. Er versteht zwar die theoretischen Ausführungen, kann sie aber beim besten Willen nicht auf seinen konkreten Fall übertragen. Als er das schließlich etwas frustriert seinem Therapeuten mitteilt, lacht der nur und meint: „Das wäre ja auch sehr verwunderlich. Wenn Sie sich Ihrer Blockade voll bewusst wären, müsste Ihre Seele nicht zur Spiegelung auf körperlicher Ebene greifen, so dass Sie das Signal geradezu be-greifen können. Sie wären erst gar nicht erkrankt. Nein, wir haben es hier mit verdrängten oder vergessenen und damit unbewussten Gefühlen und Gedanken zu tun, und „verdrängt" bedeutet: Sie wissen es nicht, können sich nicht bewusst erinnern oder es willentlich in Ihr Bewusstsein heben! Um das zu erreichen, müssen wir deshalb zu bestimmten Techniken, wie Trance- und Hypnose-Therapie, greifen, die das erst ermöglichen, was im normalen Tagesbewusstsein so nicht machbar ist. Aber lassen Sie mich jetzt erst einmal die negativen Signale Ihres Energiesystems beseitigen, bevor wir weitermachen."

Roland beobachtet fasziniert, wie der Heiler mehrfach seine rechte Hand über seinem Kehlkopf kreisen lässt, so als ob er dieses Chakra wie einen stehen gebliebenen Motor wieder anwerfen wollte. Sofort spürt Ron einen Reiz im Hals und muss unwillkürlich schlucken. Daraufhin zieht Werner Traugott mehrere Male so etwas wie imaginäre Fäden aus seinem Kehlkopf und der Schilddrüse. Danach fühlt sich sein Hals schlagartig viel freier an, und er kann besser durchatmen. Dann legt der Heiler seine Hände auf die rechte Kopfseite und die rechte Hüfte. Während er sie eine Weile dort belässt, spürt Roland, wie ungewohnte Kraft, Wärme und Lebendigkeit in diese Körperseite strömen und sie wie aus einem langen Schlaf zu erwachen scheint. Insgesamt hat der Patient danach das Gefühl, als wenn er in die Mitte gerückt und ins Gleichgewicht gekommen sei.

Inzwischen ist Werner Traugott zu seinen Füßen getreten und hat die Fußspitzen ergriffen. „Nun wollen wir vor der weiteren Behandlung einen abschließenden Test machen. Sie haben sicher schon von der Fußreflexzonen-Massage gehört. Durch Massieren bestimmter Zonen und Punkte auf Ihrer Fußsohle werden die entsprechenden Organe angeregt, die auf Energiebahnen liegen, die in den Füßen enden. Ich sende Ihnen nun über die Zehen, die energetisch mit dem Kopf verbunden sind, Licht und Energie, und Sie fühlen einmal in sich hinein und sagen mir, wann meine Sendung für Sie spürbar als Druck- oder Wärmeempfinden oder als Kribbeln in Ihrem Schädel angekommen ist."

Roland Alexander konzentriert sich mit geschlossenen Augen auf seinen Körper und spürt nach einer Weile, wie warme Wellen sich über Beine, Becken, Bauch und Brust bis zu seinem Kopf hin ausbreiten. Unwillkürlich muss er über den deutlich fühlbaren Druckanstieg in seinem Schädel lächeln und signalisiert so seinem Behandler, dass die Energie angekommen und damit sein Chakra-System wieder frei und in Ordnung ist.

„Man könnte sagen, ich habe gerade ihren Heiligenschein aufgeblasen. Denn das ist es, was Sie gerade gespürt haben – eine Zunahme und ein Aufblähen des elektromagnetischen Feldes in und um Ihren Kopf herum. Aber nicht dass Sie glauben, Sie wären deshalb jetzt schon ein Heiliger!"

Lachend wendet sich der Heiler einem auf einem Beistelltisch stehenden Wiedergabegerät zu, um noch die themenbezogene therapeutische Trancekassette einzulegen, die die folgende Energiebehandlung psychologisch unterstützen soll.

„Nun kommen wir zum eigentlichen Behandlungsteil unserer ersten Sitzung. Erstes Ziel heute ist es, die Voraussetzungen in Ihnen zu schaffen und zu festigen, die zukünftig einen leichteren Zugang zu Ihrem Unbewussten ermöglichen sollen. Der erste Schritt dabei war die Blockadelösung und Harmonisierung der sieben Haupt-Chakras. Im zweiten Schritt habe ich durch die Aufladung und Stärkung Ihrer rechten Yang-Seite in Ihnen ein energetisches Gleichgewicht geschaffen. Jedoch haben wir dadurch erst eine zwar fühlbare, aber doch nur äußere Symptomveränderung bewirkt. Nun muss das Gleiche noch auf seelischer und ursächlicher Ebene geschehen, damit unser Tun auch von dauerhafter Wirkung ist. Das heißt, während ich Sie gleich weiter durch Handauflegen behandele, läuft im Hintergrund eine Psychokassette mit dem Thema „Der innere Mann". Durch diese Ansprache in einem tief entspannten Trancezustand stärken wir Ihren Animus, Ihren inneren Mann, seelisch und bewirken damit automatisch eine Stabilisierung des Yang im Energetischen, denn Ihre Energieverteilung folgt immer Ihrer Definition, Ihrem Selbstbild, also Ihrer bewussten wie unbewussten Vorstellung von sich selbst. Und die war – wie ihre Yin-Yang-Verteilung es zu Beginn spiegelte – bisher sehr einseitig."

Während Roland, inzwischen in eine wärmende und schützende Decke gehüllt, die Augen schließt, verdunkelt der Heiler etwas den Raum und beginnt dann mit seiner Therapie. Für Ron öffnen sich bald darauf innere Räume, und die sonore Stimme von der Psychokassette bringt den Patienten schrittweise mit seinem inneren Mann in Kontakt. Wieder – wie in seinen Träumen nach dem Lesen des Heiler-Romans – hat Roland das Gefühl einer Doppelidentität. Er ist er selbst und auch gleichzeitig dieser innere Mann, der in seiner Vorstellung ganz anders aussieht als er selbst, größer und von blonder Haarfarbe, der in einer Hütte an einem See lebt und sich um Menschen kümmert, die hilfesuchend zu ihm kommen. Beide wandern auf die Suggestionen der

Kassette hin den Strand entlang, und es kommt zu einem regen Austausch zwischen ihnen. Zum Abschied überreicht der innere Mann seinem verkörperten Ich einen goldenen Stab als Symbol für dessen weiteren Lebensweg und verabschiedet sich dann liebevoll von Ron, der, noch ganz gerührt von dieser inneren Begegnung, bald darauf erwacht.

Anschließend kommt es zur Therapie-Besprechung, und auf Nachfrage des Therapeuten hin schildert Roland den ihm geschenkten Stab als von zwei Schlangen umschlungen und am Kopf mit zwei Flügeln versehen. Insgesamt ist er sehr beeindruckt von seiner Begegnung, aber etwas ratlos, was dieses Geschenk bedeutet und was er mit ihm anfangen soll. Nach kurzem Nachdenken geht der Heiler zu seinem Bücherschrank und holt einen dicken Band hervor. Roland hat sich inzwischen von der Liege erhoben und in einen Stuhl vor dem Schreibtisch des Therapeuten gesetzt. Werner Traugott blättert kurz und zeigt dann seinem Patienten in dem Buch die Abbildung genau des Stabes, den er in seiner inneren Vision erhalten hat.

„Wie Sie in diesem Werk über die Bedeutung der Symbole lesen können, nennt man diesen Stab seit alters her „Caduceus". Er ist in der griechischen Mythologie der Heroldstab von Gott Merkur in seiner Gestalt als Hermes Trismegistos. Hermes gilt als der Stammvater der Esoterik und bringt den Menschen Botschaften der Götter, die man auch als Archetypen des Unterbewusstseins sehen kann. Die beiden Schlangen stehen für Yin und Yang, und zusammen mit dem Stab sysmbolisiert das Ganze die „Kundalini" der hinduistischen Philosophie, was wörtlich übersetzt „Schlangenfeuer" bedeutet. Der aus der Kundalini-Kapsel am Beckenboden entströmende Fluss dreier Energien in und um die Wirbelsäule herum schafft die sieben Chakra-Wirbel. Die dualen Energien von Yin und Yang winden sich dabei um die zentrale neutrale Energie im Wirbelkanal wie Schlangen und bei ihrem Aufsteigen in der Wirbelsäule hat der Meditierende dort ein feurig-brennendes Empfinden, deshalb nennt man es „Schlangenfeuer".

Wenn also Ihr Animus Ihnen diesen Stab überreicht, signalisiert er Ihnen damit, dass es zukünftig Ihre Aufgabe sein soll, sich diesen Kräften zu widmen und sie zum Ausdruck zu bringen. Gleichzeitig ist darin die Aufforderung enthalten, Herold, also Botschafter, Ihres Unterbewusstseins zu sein und seine Qualitäten nach Außen zu bringen. Was und wie das genau ablaufen soll, wird sich, so denke ich, im weiteren Verlauf der Therapie noch zeigen. Nehmen Sie diese Botschaft heute als erstes Teil eines Puzzles, das sich erst am Ende als ganzes Bild zeigen wird."

Nachdenklich und erfüllt mit neuen Eindrücken verabschiedet sich Roland von seinem Therapeuten und verlässt die Praxis.

Zu Hause wartet Carola schon ganz gespannt auf seinen Bericht und ist anschließend fast neidisch auf seine Erfahrungen. Die nächsten Tage sind für Ron aufgrund neuer Terminaufträge für seine Firma von hektischer Aktivität und in der Regel von täglich 12-stündiger Arbeit gekennzeichnet. Roland hat weder Zeit noch Neigung, sich weiter mit seinen Erlebnissen in der Therapie auseinanderzusetzen.

Ein schwerer Betriebsunfall in seiner Firma und seine Folgen führen ihm dann wieder die andere Seite der Wirklichkeit vor Augen. Im Rahmen von Schweißarbeiten kommt es zu einer Verpuffung und einem sich in Folge schnell ausbreitenden Brand, bei dem ein älterer Mitarbeiter getötet und ein junger Vorarbeiter schwer verletzt wird. Als Vorgesetzter fühlt Roland sich in der Verantwortung und besucht den Verletzten in der nicht weit entfernten Spezialklinik für Brandopfer. Entsetzt erkennt er erst dort das ganze Ausmaß der Katastrophe für den Betroffenen. Sechzig Prozent der Haut des jungen Mannes sind verbrannt, und sein Überleben ist noch keineswegs sicher. Gnädigerweise haben ihn die Ärzte in ein künstliches Koma versetzt, so dass er zumindest die schrecklichen Schmerzen noch nicht fühlen muss. Erst jetzt begreift Roland in voller Bedeutungsschwere, was ihm durch das beherzte Eingreifen seiner unbekannten Retter bei seinem Autounfall erspart blieb.

Vor dem Krankenzimmer trifft er beim Hinausgehen auf die Ehefrau des Unfallopfers und ist in der nächsten Stunde intensiv damit beschäftigt, die junge Frau, die kurz vor einem seelischen und körperlichen Zusammenbruch steht, zu trösten und sie und ihre Kinder der Unterstützung und Hilfe der Firma und der Kollegen ihres Mannes zu versichern. Verständlicherweise stellt sich für sie die Frage, wie es für die junge Familie weitergehen soll, und sie hat demzufolge berechtigte Existenzängste.

Als Roland das Krankenhaus schließlich verlässt, fühlt er sich wie leer und ausgebrannt. Der Heiler kommt ihm auf der Heimfahrt in den Sinn und die Frage, ob Werner Traugott auch in so einem Fall helfen kann. Er beschließt – nach Absprache mit dem Heiler – dem Unfallopfer das anzubieten und notfalls persönlich die Kosten dafür zu übernehmen.

Einige Tage später hat Roland Alexander selbst seine zweite zweistündige Therapiesitzung. Wie beim ersten Treffen, ist es eine Kombination von Energie- und Psychotherapie. Während der Heiler seine Hände auflegt, läuft im Hintergrund erneut eine Psychokassette. Diesmal geht es um die Begegnung mit den beiden zentralen Figuren der Psyche, Animus und Anima, und ihrer Versöhnung. Wieder erfährt Ron eine Aufspaltung seiner Persönlichkeit, diesmal gleichzeitig in den inneren Mann und in die innere Frau, und erlebt gerührt die liebevolle Begegnung beider und ihren Austausch. Zu seinem Erstaunen fällt es ihm überhaupt nicht schwer, sich als Frau zu sehen und zu erleben. Es scheint ihm in dieser Tiefenentspannung fast natürlicher zu sein und leichter zu fallen, als sich als Mann zu erfahren. Zurückgekehrt aus der Trance, fühlt sich Roland viel runder und mehr in seiner Mitte und hat auch den Eindruck, dass die Schmerzen und das Jucken in seinen Handflächen nachgelassen haben. Anschließend verabreden Therapeut und Patient den ersten Termin für eine Reinkarnationstherapie.

Bewusst hat Werner Traugott den Termin auf 17 Uhr an einem Freitagnachmittag gelegt, damit Roland Alexander anschließend beruflich frei ist und am Wochenende viel Zeit und Gelegenheit hat, das Erlebte zu verarbeiten und zu verdauen. Er weiß, dass solche Sitzungen nicht spurlos an dem Betreffenden vorbeigehen und es sofort zu starken inneren Prozessen kommen kann. Aber nach seinen ersten Erfahrungen mit seinem Patienten ist sich der Heiler sicher, dass Ron viel Nutzen aus dieser Selbstspiegelung ziehen können und die Therapie letztlich von Erfolg gekrönt sein wird. Das sagt ihm schon das Symbol, das sein Patient in der ersten Sitzung erhalten hat und wie leicht es Roland fällt, die seelische Bilderwelt zuzulassen.

„Bevor wir mit der Sitzung beginnen können, muss ich Ihnen zuerst noch ein paar grundlegende Dinge zum Wesen der Rückführung, dem Ablauf und den Erfahrungen sagen."

Therapeut und Patient haben sich in einer Sitzgruppe des Sprechzimmers von Werner Traugott niedergelassen und trinken gemeinsame eine Tasse aromatischen Tee aus dem indischen Hochland. Im Hintergrund läuft leise eine passende fernöstliche Musik, und der Duft exotischer Räucherstäbchen füllt den Raum. Roland hat gleichzeitig das Gefühl von An- und Entspannung und lauscht konzentriert den Erklärungen seines Therapeuten.

„Voraussetzung für das Einlassen auf diese Therapieform und damit ihren Erfolg ist der Glauben an frühere Leben oder zumindest eine neutrale Einstellung gegenüber diesem Thema. Darüber hinaus muss der Patient trancefähig sein, was auf etwa fünfzehn Prozent der Menschen nicht zutrifft, wohl aber auf Sie, wie die beiden vergangenen Sitzungen ja bereits gezeigt haben. In Trance berichtet der Patient dem Therapeuten, was er empfindet und wahrnimmt. Dieses Gespräch ändert nichts an dem hypnotischen Zustand. Dabei kann es zu starken Gefühlen kommen, die durchaus erwünscht sind, da beispielsweise ein Trauma weniger mit den Bildern an sich als insbesondere mit den an den Bildern hängenden Gefühlspaketen zu tun hat, die in Folge das Krankheitsbild erzeugen. In diesen Zustand hinein setze ich gegebenenfalls heilsame Suggestionen, die zu einer sofortigen Gefühlsveränderung und damit zur Heilwerdung führen.

Um es gleich vorweg zu sagen: Bei diesen inneren Bildern handelt es sich keineswegs um Fantasien oder Wunschvorstellungen, wie viele glauben, sondern um ernst zu nehmende Botschaften der Seele. Insbesondere wenn außergewöhnliche oder herausragende Leben bewusst werden, wird beides gern unterstellt. Aber in einem Dualsystem erleben wir nacheinander immer beide Pole der Wirklichkeit: Wir sind einmal König, ein anderes Mal Bettler, einmal Mann, das nächste Mal Frau. Für unser Wesen ist die Erfahrung beider Pole wichtig, denn nur sie führt zur Ganzheit. Im Abschlussgespräch besprechen wir, wenn nötig, noch einmal die Botschaft der seelischen Bilder. In der Regel findet das aber bereits noch im Trance-Zustand statt. Zum Schluss sei noch gesagt, dass ich mit den sogenannten jenseitigen Seelen- oder Geistführern arbeite, die als Co-Therapeuten tätig sind und den Prozess innerlich mit steuern."

Werner Traugott hat sich erhoben, und beide Männer gehen nebenan in ein bereits abgedunkeltes Therapiezimmer. Roland wird auf eine bequeme Liege gebettet und wieder in eine weiche Decke eingewickelt. Dann beginnt eine weitere Reise in Rons Unterbewusstsein, die für ihn ganz anders verlaufen wird, als die beiden bisher erlebten.

Diesmal läuft im Hintergrund keine besprochene Psychokassette, sondern eine spezielle Musik-CD. Sanfte Klänge füllen den Raum und tragen Roland in eine immer tiefere Entspannung. Die ruhige Stimme seines Therapeuten führt ihn in bisher unbekannte Schichten seines Bewusstseins, und langsam verliert er jedes Gefühl für die Gegenwart. Sein Körper fühlt sich schwer an, die Beine nimmt er gar nicht mehr wahr, und seine Arme und Hände scheinen angeschwollen und dick geworden zu sein. Werner Traugotts Stimme führt Roland schrittweise durch die Innenwelt auf seinen Herztempel zu, dessen Tore sich langsam öffnen – und heraus tritt eine Gestalt in weißem Gewand. Der Therapeut stellt sie ihm als seinen Geistführer vor, der langsam auf ihn zukommt und Roland liebevoll umarmt. Ron berichtet später erstaunt, dass er diese Umarmung deutlich gespürt habe und auch, dass er anschließend von diesem Wesen an die Hand genommen worden sei. Die ganze Zeit habe er ein Gefühl von großer Vertrautheit und Nähe empfunden, stärker als bei den meisten ihm bekannten Menschen aus seinem Alltag. Gemeinsam seien er und sein Geistführer dann durch ein monumentales Tor aus grauen Granitsteinen geschritten. Die Steine wären voller eingemeisselter magischer Symbole und Zeichen gewesen, und wogende Nebelwolken im ganzen Torbogen hätten die Durchsicht verhindert. Eine Stimme hätte diesen Bogen als das Tor zu Zeit und Raum bezeichnet, und vertrauensvoll sei er seinem Führer durch den Nebel gefolgt.

Mit jedem Schritt, den Roland und sein Geistführer zurücklegen, scheinen sich die Nebel mehr und mehr aufzulösen. Erste Konturen werden deutlich, und dann, mit einem letzten Schritt, tritt Roland hinaus in eine bestimmte Szene einer vergangenen Existenz. Sein Geistführer scheint zurückgeblieben zu sein, und allein, aber doch voller Neugierde und Zuversicht, macht Ron die ersten Schritte in ein altes Leben, das vor langer Zeit tiefe Spuren in seiner Seele hinterlassen hat und mit dem heutigen in enger Verbindung steht, ohne dass er zu diesem Zeitpunkt bereits etwas davon ahnt. Nach dem Durchschreiten des Nebels findet sich Roland in seiner Erinnerung in einem Burghof wieder, der ihm zutiefst vertraut zu sein scheint. Er schaut empor und erkennt die alten Mauern und Türme wieder, Schauplatz wilder Kinderspiele; und dort die breite Treppe, die hinauf in die Burg und in die große Halle führt. Plötzlich sieht er seinen damaligen Vater, den Grafen Karl von Donarsberg, wieder in seinem geliebten Lammfellmantel diese Stufen herabeilen und auf seinen Rappen Godewind steigen, um, wie so oft, hinunter ins Dorf oder in die nahe Stadt zu reiten.

„Los, Hakon, mach schon!", hört er wieder seinen Vater rufen, der ihn dann vor sich aufs Pferd hebt und mit ihm im gestreckten Galopp über die heruntergelassene Zugbrücke donnert, den schmalen Weg hinab, der sich um den Berg windet, auf dem die stolze Burg thront. Mit seinen über fünfzig Jahren ist Karl von Donarsberg in den Augen seines Sohnes zwar schon recht alt, was aber nichts an seiner Liebe und dem Respekt ändert, den Hakon seinem Vater entgegenbringt. Nahtlos ist Roland Alexander in der Trance der Therapie in diese glückliche Kinderzeit eines früheren Lebens hinübergewechselt und erlebt noch einmal diese wunderbaren ersten Jahre mit Jadasa, seiner heiß geliebten persischen Mutter, und seinem bewunderten Vater, der ihm damals alles Wissenswerte über das Ritterleben in diesen Anfängen des 13. Jahrhunderts erzählen und beibringen musste.

So entfaltet sich vor Roland Alexanders innerem Auge wie im Zeitraffer die Buntheit dieses früheren Lebens als Hakon von Donarsberg. Er sieht sich älter werden, erinnert sich an seine und seiner Mutter Flucht vor der Inquisition nach Palästina und die Abenteuer, die er dort als Heranwachsender erleben durfte. Wehmütig steigt dann das Bild Shalimars, der persischen Prinzessin, in ihm auf, und die Erinnerung, dass er sie aus großer Gefahr retten durfte und sie dann seine erste große Liebe in diesem Leben wurde. Neugierig fasst sein Therapeut, der die ganze Zeit schweigend Rolands aufsteigenden Bildern gelauscht hat, nach und fragt: „Was war das denn für eine Gefahr und was konnten Sie in dieser Situation tun?"

Verwirrt erlebt sein Patient, dass die inneren Bilder plötzlich ausbleiben und er das Empfinden hat, als würde sich in ihm etwas sperren. Auf Nachfrage des Heilers lokalisiert er diese Sperre im Oberbauch seines heutigen Körpers. Dieses Signal sagt Werner Traugott, dass sich das Ich seines Patienten, das durch das Solarplexus-Chakra und das dort befindliche Nervengeflecht gleichen Namens gespiegelt wird, offensichtlich gegen das Aufsteigen von Erinnerungen wehrt, die ihm, aus welchen Gründen auch immer, unangenehm sind.

„Fühlen Sie noch einmal in Ihren Körper hinein, und schauen Sie nach, ob es noch weitere Signale gibt."

Plötzlich wird es Roland schmerzhaft bewusst, dass seine beiden Handinnenflächen höllisch brennen und das Bedürfnis, durch kräftiges Kratzen dort den Juckreiz zu beseitigen, wird übermächtig in ihm. Das Ganze katapultiert Ron geradezu aus der therapeutischen Trance, und erstaunt und etwas frustriert öffnet er wieder die Augen.

„Wieso hat sich in mir alles gegen Ihre Frage gesträubt? Und wieso konnte ich plötzlich nichts mehr sehen? Es war so, als wenn schlagartig der Film gerissen wäre. Und jetzt diese verstärkten Schmerzen in meinen Händen! Was hat das alles zu bedeuten? Gibt es da einen Zusammenhang mit meiner Erkrankung?"

Roland Alexander hat sich inzwischen erhoben und ordnet seine Kleider. Sein Therapeut bittet ihn ins Sprechzimmer, um dort seine Fragen zu beantworten. Im folgenden Gespräch versucht Werner Traugott, seinem Patienten die Bedeutung dessen zu erklären, was Ron soeben erlebt und gespürt hat.

„Ganz offensichtlich gibt es einen Zusammenhang zwischen dem, was Sie für diese junge Frau tun konnten, und dem Problem in Ihren Handflächen. Aus im Moment noch nicht erkennbaren Gründen sperrt sich Ihre Seele dagegen, diese Information in Ihr Tagesbewusstsein aufsteigen zu lassen. Wir werden abwarten müssen, was die nächsten Sitzungen bringen. Fürs Erste bin ich durchaus zufrieden mit den Ergebnissen der ersten Rückführung."

Danach verabschiedet der Heiler für diesmal seinen Patienten und wünscht ihm ein erholsames Wochenende.

Während Roland sich, aus dem Parkhaus kommend, in den lebhaften Abendverkehr der Landeshauptstadt einfädelt, fällt ihm plötzlich ein vorehelicher Ausflug in das schöne Weinland im Südwesten der Republik ein. Damals wollten Carola und er im Anbaugebiet von Saar, Mosel und Ruwer den Wein verkosten und aussuchen, der bei ihrer Hochzeit kredenzt werden sollte. Sie hatten bereits einige vergnügliche und köstliche Weinproben in verschiedenen Weingütern hinter sich, als sie ihr Weg an einem sonnigen Herbstmorgen durch das pittoreske Saartal, kurz vor Einmündung der Saar in die Mosel, führte. Eine Burgruine auf einem bewaldeten Hügel, nicht weit vom Fluss, hatte auf sie beide eine so starke Anziehung ausgeübt, dass sie ihre weitere Fahrt unterbrachen, um diese seltsame Sehenswürdigkeit näher in Augenschein zu nehmen. Während Ron heute seinen Wagen durch den dichten Verkehr und die zunehmende Dunkelheit nach Hause steuert, erinnert er sich jetzt wieder der merkwürdigen und fast Angst machenden Empfindungen tiefer Ergriffenheit und einer merkwürdigen Vertrautheit, die sie beide in dem alten Gemäuer dort oben gepackt hatte. Carola und er hatten das Gefühl, hier, in diesen alten Mauern, bereits gewesen und auf den Pfaden und ausgetretenen Sandsteinstufen der Burg vor langer Zeit schon einmal geschritten zu sein. Roland Alexander fühlt plötzlich wieder das Zittern und das bereits damals aufgetretene merkwürdige Ziehen in seinen Händen, und er erinnert sich daran, dass sie an diesem heiteren Herbstmorgen diesen unheimlichen Ort mit seiner sie in ihren Bann ziehende Aura fast fluchtartig wieder verlassen hatten und sich danach beim besten Willen nicht erklären konnten, was dort oben mit ihnen geschehen war und warum dieser Ort eine solche Faszination auf sie ausübte.

Wie Schuppen fällt es Ron nun von den Augen, und er ist sich in diesem Moment ganz sicher, dass Carola und er damals bereits die Reste der alten mittelalterlichen Burg aufgesucht hatten, die ihm heute in der Therapie als Wohnstätte des Hakon von Donarsberg und seiner Familie erschienen war. Langsam wächst in ihm die Überzeugung, dass seine heutige Frau bereits in dieser früheren Existenz an seiner Seite gewesen und sein Leben mit ihm geteilt haben muss. Es scheint so, als wenn die Therapie Schleusen in Rolands Seele geöffnet habe, und so kann er sich, geradezu überschwemmt von einer nicht enden wollenden Flut lebhafter Erinnerungsbilder, nur schwer auf den abendlichen Verkehr und seine Erfordernisse konzentrieren. Es dämmert ihm, dass das Lesen des Romans auf ihn wie eine vorweggenommene Reinkarnationstherapie gewirkt hat.

Doch auch der Zweifel seiner rationalen Wesensseite meldet sich jetzt mit Macht zu Wort und versucht ihm klarzumachen, dass dies doch alles nur Einbildungen seiner ausufernden Fantasie seien. Schließlich schildere der Roman doch nur fiktive und keine reale Wirklichkeit, und er sei gerade dabei, seinen klaren Verstand an der Garderobe eines esoterischen Theaters abzugeben.

Unwillkürlich tritt Roland Alexander auf die Bremse, und ein grelles Quietschen und wildes Hupen hinter ihm bringt ihm die Aufmerksamkeit fordernde Wirklichkeit seines Alltags wieder ins Bewusstsein. Zudem mahnt ihn die Stimme seines Verstandes, doch nicht die Tatsache zu vergessen, dass ein fremder Autor wohl kaum Rolands frühere Lebensgeschichte aufschreiben könne. Das Ganze wäre wohl mehr als verrückt, und für solche Spinnereien sei in seinem Leben kein Platz, wenn er Wert darauf lege, von seiner Umwelt weiter ernst genommen zu werden. Sollte er damit fortfahren, stünde schließlich seine ganze berufliche und damit gesellschaftliche Existenz auf dem Spiel! Hin und her gerissen zwischen euphorischer Begeisterung und bohrendem und nagendem Zweifel parkt Roland seinen Wagen vor der Tür seines Wohnhauses. Um auf andere Gedanken zu kommen, will er mit Carola heute Abend noch zum Essen in die Altstadt gehen. Seine Frau, die seine Aufgewühltheit schon beim Hereinkommen spürt, hält das für eine gute Idee und verspricht, sich mit dem Umziehen zu beeilen.

Eine Woche später, wieder an einem Freitagnachmittag, hat Roland seine zweite Sitzung im Rahmen seiner Rückführungstherapie. Entgegen seinen Erwartungen fährt sie nicht dort fort, wo die erste so abrupt endete. Seine Erinnerungen beginnen diesmal mit einem Kaleidoskop gleichartiger Bilder, die ihn von seiner Kindheit bis zu seinem Verlassen dieser Erde mit Menschen beschäftigt zeigen, denen er durch Handauflegen hilft, wieder gesund zu werden. Er findet sich wieder in einer Zeit in Palästina, als er die schwerkranke Shalimar mit Hilfe der Kraft aus seinen Händen dem sicheren Tod entreißen konnte. Als wenn ein Damm in ihm gebrochen wäre, überschwemmt ihn eine Flut intensivster Erinnerungen an seine damalige Existenz als Hakon von Donarsberg. Zurückversetzt in diese Zeit vor achthundert Jahren erlebt und empfindet er wieder die Inbrunst, mit der er sich damals seiner Berufung widmete, und an die vielen Kämpfe, die es gegen einen feindlichen Klerus und eine aufgehetzte Umwelt zu führen und zu bestehen galt.

Werner Traugott greift nicht mit Fragen ein, die den Fluss der lebendigen Erinnerungen seines Patienten nur unnötig stören oder gar unterbrechen würden. Doch als Roland Alexander eine längere Pause in seinen Schilderungen macht, fordert ihn der Therapeut auf: „Fühlen sie jetzt einmal in ihre Hände! Was tut sich dort?“

Erst jetzt wird es Ron bewusst, dass das unangenehme Jucken und Brennen in seinen Händen einem warmen und angenehmen Fluten gewichen ist. Zum ersten Mal seit Wochen hat er in der

Trance wieder ein natürliches Empfinden in seinen Handflächen und das deutliche Gefühl, als wenn er im Rahmen seiner Erinnerungen etwas los- und zugelassen habe, was er bisher krampfhaft festgehalten hatte oder wie durch geschlossene Hände vor sich selbst verbergen wollte. Diese Sichtweise wird von seinem Therapeuten in der anschließenden Therapiebesprechung geteilt. Werner Traugott vermutet einen Konflikt zwischen Rolands Verstand und seinem Gefühl, der durch die Blockade und den plötzlichen Abbruch der inneren Bilder in der letzten Therapie gespiegelt würde. Seine intellektuelle Seite habe sich damals noch gegen die Erkenntnis gewehrt, dass er nicht nur der rationale Physiker, sondern auch der intuitive Heiler sei, der die Welt durch eine ganz andere Brille betrachte. Sein Unterbewusstsein fürchte die Konsequenzen aus der Anerkennung seiner anderen Wesensseite und die möglicherweise gravierenden Auswirkungen, die es auf sein augenblickliches Leben haben könne und reagiere deshalb mit Verdrängung. Es sei also letztlich das Durchbrechen dieser verdrängten Persönlichkeitsaspekte in das Tagesbewusste, was sein Krankheitsbild erzeugt und durch das Symptom in seinen Handflächen gespiegelt habe sowie die gleichzeitig auftauchende Angst vor dem Neuen und Unbekannten entstehen ließ.

„Man könnte also Ihre Erkrankung, Ihre Reaktion auf den Roman und Ihre Therapieerfahrungen als Ausdruck einer inneren Auseinandersetzung um die Inhalte und Ziele Ihres Lebens sehen, einen heftigen seelischen Kampf darum, welche Seite Ihrer Gesamtpersönlichkeit zukünftig das Sagen hat."

Als Roland Alexander an diesem Freitagabend die Praxis von Werner Traugott verlässt, hat er wieder das seltsame Gefühl, in zwei Hälften gespalten zu sein. Neu ist allerdings, dass er das erstmalig fast als selbstverständlich empfindet, als Ausdruck der natürlichen Dualität in jedem Menschen. Nach Hause zurückgekehrt, überrascht ihn seine Frau mit einem Exemplar des Buches „Die Kapelle von Monplaisir", einem Reinkarnationsbericht des gleichen Autors wie dem des Heiler-Romans. So erfährt er an diesem Wochenende mit Hilfe jenes Buches, dass das Wissen um Vorleben hochaktuell und auch in der Jetztzeit sehr nützlich sein kann bei der Bewältigung anstehender Probleme, die nichts mit der Gesundheit des Körpers zu tun haben.

Als Ron sich am Sonntagnachmittag an den Kaffeetisch setzt, hat er zum ersten Mal seit langer Zeit den deutlichen Eindruck, dass es besser um seine Hände steht. Die Pusteln in den Handflächen sind weniger, die Rötung schwächer geworden und – was ihn am meisten erfreut – die noch vorhandenen Pusteln wirken nicht mehr so aggressiv und nässen nicht mehr. So kann er wieder ohne Handschuhe essen und trinken. Instinktiv ist ihm klar, dass seine neue Offenheit, sich dieser Seite seiner Persönlichkeit und dem Thema „Heilen durch Handauflegen“ zu stellen, für diese Besserung verantwortlich ist. Die Krankheit ist ja schließlich nur ein Symptom einer seelischen Ursache, und in dem Maße, wie er sich bewusst der Ursache widmet, erübrigt sich das Signal. Es wird Roland immer klarer, dass ihn seine Seele absichtlich geradezu mit der Nase auf dieses Leben als Heiler gestoßen hat. Unklar ist ihm nur nach wie vor der Grund. Carola glaubt, den Grund zu kennen, und macht ihn auf den Anhang in dem Heilertagebuch und dem Reinkarnationsroman aufmerksam. In beiden Büchern wird der interessierte Leser zur Initiation und Ausbildung als Geistheiler eingeladen. Roland schaut seine Frau ungläubig an und hört fassungslos, dass Carola und ihre beste Freundin schon Kontakt zu dem Autor zwecks Seminarteilnahme aufgenommen haben.

„Also das glaub ich jetzt nicht! Du willst allen Ernstes, dass ich an einer solchen Ausbildung teilnehme? Was glaubst du wohl, was meine Geschäftsleitung dazu sagt, wenn das bekannt wird? Die werden wohl kaum einen esoterischen Spinner in den Vorstand berufen. Du, als halbe Künstlerin, kannst dir das vielleicht leisten, aber ich würde mit Wonne an dem Ast sägen, auf dem ich und damit auch du so bequem sitzen. Das käme ja geradezu einem Karriereselbstmord gleich!“

Empört schnaufend verlässt Roland den Kaffeetisch, um sich für den Rest des Tages in sein Arbeitszimmer zurückzuziehen.

4. Kapitel

Der Weg ins Ungewisse

In den nächsten Tagen ist Roland Alexander ganz von seinen beruflichen Aktivitäten gefangengenommen und hat weder Zeit noch Lust, sich weiter mit den Themen seiner Therapie zu beschäftigen. Die Belegschaft hat für den durch die Brandkatastrophe schwerverletzten Mitarbeiter einen beträchtlichen Geldbetrag gespendet, und die Geschäftsleitung hat die Summe noch erheblich aufgestockt. Roland wird beauftragt, im Namen der Firma und der Kollegen dem Unfallopfer und seiner Frau im Krankenhaus einen entsprechenden Scheck zu überreichen und die besten Genesungswünsche zu überbringen. Ron hat noch von seinem ersten Besuch unmittelbar nach dem schrecklichen Geschehen seine Eindrücke und Empfindungen gut in Erinnerung, und es ist ihm deshalb etwas mulmig zu Mute, als er heute die Eingangshalle der Klinik betritt.

Doch wie er einige Zeit später, am Krankenbett sitzend, die Freude und Erleichterung des Patienten und insbesondere seiner Frau über das großzügige Geschenk und die Zusicherung, dass er jeder Zeit nach seiner Rekonvaleszenz in die Firma zurückkehren könne, in den Gesichtern der beiden sieht, fällt seine Anspannung von ihm ab, und erleichtert legt er spontan die Hand auf die Schulter des Verunglückten. Jan Schreiber, das Unfallopfer, hat am ganzen Körper Verbrennungen dritten Grades erlitten. Zum Glück ist das Gesicht nicht davon betroffen. In den nächsten Wochen werden noch mehrere Hauttransplantationen auf ihn zukommen, aber die Verbrennungen und ihre Folgen sind so, dass die Ärzte davon ausgehen, dass der Patient in einem dreiviertel Jahr seine Arbeit zumindest teilweise wieder aufnehmen kann.

Plötzlich stöhnt der Kranke vernehmlich, und Ron zieht erschrocken seine Hand zurück in dem Glauben, durch seine unbedachte Berührung Jan Schreiber ungewollt zusätzliche Schmerzen verursacht zu haben. Doch zu seiner Überraschung bittet ihn der Patient, die Hand auf seiner Schulter zu belassen, da ihm das sehr gut getan habe und dadurch seine Schmerzen abgenommen hätten. Als Roland seine Rechte vorsichtig wieder auf die Schulter des Verletzten legt, erinnert ihn das lebhaft an seine Erinnerungen im Rahmen der Therapie; und plötzlich spürt er auch wieder dieses intensive Strömen in seinen Handflächen, das schon damals, als Hakon von Donarsberg, immer seine Heilbehandlungen begleitet hatte. Allerdings ist ihm die Situation, hier in einem Krankenzimmer der Neuzeit und vor aller Augen jemand zum Zwecke der Heilung die Hände aufzulegen, unangenehm und eher peinlich. Doch er zwingt sich, seine Hand dort zu belassen. Es dauert nicht lange, und Jan Schreiber berichtet ihm von einem Gefühl der Stärkung und weiterer Abnahme der Schmerzen in seinem ganzen Körper. Die Ehefrau des Verletzten schaut dem Geschehen zwar verständnislos zu, ist aber glücklich, dass es ihrem Mann offensichtlich besser geht und sein Gesicht in den letzten Minuten eine viel frischere und gesündere Farbe angenommen hat. Als Ron nach einigen Minuten seine Hand wieder von der Schulter des Kranken nimmt, nickt der ihm dankbar zu. Jan Schreiber verschwendet keinen Gedanken daran, wieso die Hand seines Vorgesetzen ihm so gut getan hat. Ihm genügt, dass es so ist und die trotz starker Medikamente immer fühlbaren Schmerzen deutlich abgenommen haben. Bald darauf verabschiedet sich Roland Alexander, wünscht dem Kranken weiterhin gute Besserung und verspricht, vor dessen Verlegung in eine Rehaklinik in ein paar Wochen noch einmal nach seinem Angestellten zu schauen.

Ron hat diese erste Erfahrung konkreter Heilung viel stärker berührt und aufgewühlt, als er es sich in der Klinik anmerken ließ. Ein fast euphorisches Gefühl begleitet ihn bei der Rückfahrt, und für eine kurze Zeit fühlt er sich wieder wie damals im Mittelalter, als ihn diese Gabe bei ihrer Ausübung jedes Mal in ein Hochgefühl versetzt hat. Ganz offensichtlich tut es seiner eigenen Seele wohl, wenn sie sich diesem Auftrag hingibt. Als Roland, an einer Ampel stehend, wie so oft in den letzten Wochen seine Handflächen betrachtet, stellt er plötzlich überrascht fest, dass die Rötung und die Bläschen sich deutlich zurückgebildet haben und auch der Juckreiz fühlbar nachgelassen hat. Nachdenklich setzt er seine Fahrt fort. Sollte es tatsächlich so sein, dass, wenn er sich dieser Gabe neu widmet, sich dadurch seine eigene Erkrankung beheben lässt? Ron erinnert sich daran, was ihm sein Therapeut über den Zusammenhang zwischen Ursache und Symptom gesagt hat. Wollte seine Seele ihn tatsächlich durch all die Ereignisse der letzten Monate letztlich nur daran erinnern und ihn dazu ermuntern, wieder in seine alte Rolle als Geistiger Heiler zu schlüpfen?

Wieder spürt Roland das Aufbegehren seiner heutigen Persönlichkeit und ihre Angst, sich dadurch selbst zu schaden und in ein von der Gesellschaft nicht anerkanntes Tun gedrängt zu werden. Nach Hause zurückgekehrt, berichtet er Carola von seinen Erfahrungen im Krankenhaus und seinen Gedanken auf der Heimfahrt. Seine Frau ist sofort Feuer und Flamme und will, dass er auch sofort bei ihr seine neuen Fähigkeiten ausprobiert; und tatsächlich bestätigt sie ihm anschließend begeistert, dass sie deutlich die von seinen Händen ausgehende Kraft gespürt habe, als er sie auf die ihm von seinem Therapeuten gezeigten Energiezentren in ihrem Körper legte. Sie berichtet ihm von einem Fließen in den Organen, starker Wärmeentwicklung und Druckanstieg im Kopf. Roland kann es immer noch nicht ganz glauben, dass er über solche Fähigkeiten verfügen soll, und beschließt, zuerst einmal die weitere Entwicklung abzuwarten, bevor er dem

Drängen von Carola, auch an der von ihr bereits gebuchten Heilerausbildung teilzunehmen, nachgibt. So stürzt er sich wieder in seine berufliche Tätigkeit und verdrängt vorerst noch einmal diese ihn zutiefst verunsichernden Erfahrungen, froh darüber, dass die erneute Konfrontation mit diesem Thema in Gestalt weiterer Therapien erst in vierzehn Tagen wieder auf ihn zukommt.

In den folgenden Tagen verbessert sich das Krankheitsbild in Rons Händen sehr. Die Pusteln und der Juckreiz verschwinden, und zurück bleibt nur in beiden Handflächen die kreisförmige Rötung, in der sich wie nach einem Sonnenbrand die Haut schuppenförmig ablöst. Sein Arzt kann sich diese Besserung nicht erklären, zumal Roland die verschriebenen Medikamente und Salben zum Schluss nicht mehr genommen hat. Zwar vermutet auch Ron inzwischen, dass es einen inneren Zusammenhang gibt zwischen dem Verschwinden der Symptome und seiner beginnenden seelischen Öffnung, kann sich aber immer noch nicht gänzlich auf dieses neue Thema in seinem Leben einlassen. Carola, die seine inneren Kämpfe beobachtet, hält sich klugerweise zurück und drängt ihn nicht zu weiteren Schritten.

Dann kommt der Tag der nächsten Reinkarnationstherapie. Werner Traugott sieht seinem Patienten schon beim Hereinkommen an, dass sich bei Roland Alexander seit ihrem letzten Treffen viel getan hat. Schmunzelnd hört der Heiler seinem Patienten zu, der zeitweise sehr emotional von seinen Erfahrungen seit seiner letzten Therapie berichtet. Er bestätigt Ron, dass auch er das Verschwinden der Symptome für ein Indiz seelischer Veränderung hält, gibt aber keine weiteren Kommentare ab, sondern bittet seinen Klienten zu einer weiteren Trance-Sitzung in den Therapieraum.

Wieder geht Roland an der Hand seines Geistführers durch das Tor von Zeit und Raum und erfährt sich noch einmal in seinem Leben als Hakon von Donarsberg. Diesmal liegt der Schwerpunkt seiner inneren Bilder weniger auf seinen damaligen heilerischen Aktivitäten, sondern mehr auf seinen intensiven Beziehungen zu verschiedenen Personen, die damals seinen Weg kreuzten. So erinnert er sich an die heftigen politischen und religiösen Diskussionen mit seinem Paten Arnulf, dem Bischof von Metz, an die Freundschaft und Fürsorge seines persischen Freundes und Beschützers Ali, an die innige und leidenschaftliche Beziehung zu seiner Frau Helena und an die über ihren frühen Tod hinaus reichende Verbindung zu seiner persischen Mutter Jadasa. Insbesondere seine Begegnungen und die Kommunikation mit dem Geist seiner damals viel zu früh verstorbenen Mutter sowie ihre Unterstützung aus dem Jenseits in schwerer Zeit machen auf sein heutiges Ich in der Rückerinnerung einen tiefen Eindruck. Als wenn es heute wäre, spürt er wieder diese tiefe Liebe, die sie einst über Zeit und Raum hinweg verband, und unwillkürlich wünscht er sich in der Trance ein Wiedersehen mit ihr.

Als hätte der Reinkarnationstherapeut seinen Wunsch geahnt, lässt er seinen Patienten am Ende der Therapie ein wenig hinter die Kulissen dieses Spiels und seiner Akteure schauen.

„Nun, zum Schluss, stellen Sie sich noch einmal intensiv die Gesichter der beteiligten Personen vor. Machen Sie sich bewusst, dass Sie – zwar in anderer Verkleidung – auch in diesem Leben eine wichtige Rolle für Sie spielen können. Und so bitten wir jetzt alle Mitspieler aus vergangener Zeit auf die Bühne und darum, dass sie ihre damaligen Masken ausziehen, damit Sie sehen können, wer sich heute dahinter verbirgt."

Wie bei der Demaskierung beim Maskenball erlebt Roland in seiner inneren Schau, wie einer nach dem anderen die Maske fallen lässt; und so erkennt er in seinem damaligen Paten seinen heutigen Chef wieder, der ihn seit Eintritt in die Firma sehr väterlich behandelt und seitdem ungewöhnlich wohlwollend seine Karriere gefördert hat. Hinter Ali, dem damaligen Begleiter und Beschützer seiner Kindheit, zeigt sich nun der früh verstorbene Vater dieses Lebens, der ihm auch im Heute Sicherheit und

Geborgenheit vermittelt und sogar über seinen Tod hinaus für Rolands materielles Wohlergehen gesorgt hat. Mit viel Freude erkennt er dann, dass seine damalige Frau Helena auch in diesem Leben wieder an seiner Seite ist und spürt, wie ähnlich die Gefühle sind, die ihn damals wie heute mit der gleichen Seele verbinden. Aber wer könnte im jetzigen Leben seine heiß geliebte Mutter von damals sein? Ihre Figur bleibt in seiner Vorstellung unverändert, scheint sich nicht zu erkennen geben zu wollen. Intensiv versucht Roland Alexander, in seiner inneren Schau hinter ihre Maske zu sehen. Aber vergebens. Es will einfach nicht gelingen. Frustriert gibt er seine Versuche auf und hat beim Abschied, bevor er aus der Trance erwacht, noch den Eindruck eines feinen, geheimnisvollen Lächelns auf Jadasas Gesicht.

Nachdenklich sitzt Ron nach Beendigung der Therapie seinem Therapeuten gegenüber.

„Warum begegnen wir uns in wechselnden Rollen in späteren Leben wieder, und wieso konnte ich nicht erkennen, wer meine Mutter heute ist?"

Gedankenverloren rührt Werner Traugott in seinem Kaffee, bevor er nach einer Weile seinem Patienten antwortet. „Nun, das ist nicht so außergewöhnlich, wie Sie vielleicht glauben. Wenn eine Geist/Seele-Wesenheit ein neues Leben plant, dann greift sie oft aus karmischen Gründen auf wichtige Mitspieler vergangener Leben zurück. Teils weil mit diesen noch etwas zu bereinigen ist, teils weil das Band der Liebe zwischen allen Beteiligten so stark und die Sehnsucht so groß ist. Auch suchen wir uns für zentrale und wichtige Rollen dieses Lebens gern gewissermaßen bewährte Mitspieler aus früheren Leben. Stellen Sie sich einfach vor, dass Sie als Produzent eines neuen Lebensfilms aus Gründen des geringeren Risikos auch auf erprobte Mitspieler und einen bekannten Regisseur zurückgreifen würden. Einfach weil Sie mit ihnen bereits gute Erfahrungen gemacht haben. – Was nun Ihr Unvermögen betrifft, Ihre damalige Mutter in einer heutigen

Rolle zu erkennen, so kann das viele Gründe haben. Ich will nicht spekulieren. Ich denke, wenn es sein soll und sie überhaupt wieder in ihrem augenblicklichen Leben mitspielt, wird sich dieses Rätsel möglicherweise noch lösen."

Diese Antwort befriedigt Rolands Neugierde zwar nicht, aber er sieht im Moment auch keine Möglichkeit für eine überzeugende Erklärung und lässt es dabei bewenden.

Zu Hause ist Carola ganz überrascht und erstaunt über Rolands heftige und leidenschaftliche Umarmung zu ihrer Begrüßung. Erst als ihr ihr Mann haarklein alles erzählt hat, versteht sie seine überschwänglichen Gefühle, zumal sie inzwischen auch den Roman „Der Heiler des Kaisers" gelesen hat und sich mit der Figur der Helena sehr verbunden fühlte, ja fast identifizieren konnte. Beide rätseln beim Abendessen noch eine Weile, wer seine geliebte Mutter Jadasa heute sein könne, ohne zu einer überzeugenden Identifizierung zu kommen.

Nach den Spätnachrichten im Fernsehen gehen beide zu Bett, und Roland ist kurz darauf fest eingeschlafen, während Carola noch eine Weile in Mode- und Einrichtungszeitschriften blättert. Anfänglich schläft Ron tief und fest. Um Mitternacht erwacht er aber plötzlich wieder und spürt eine seltsame Unruhe in sich aufsteigen. Auch ein Gang zur Toilette ändert nichts daran, und so liegt Ron im Dunkeln, zählt die Lichtringe der Außenlaterne an der Decke und versucht angestrengt, wieder Schlaf zu finden.

Ohne sich dessen anfänglich gewahr zu werden, versinkt er langsam in das, was ihm Werner Traugott später als „Wachschlaf" benennt. In diesem Zustand schläft der Körper, aber das Bewusstsein ist hellwach. Oft kommt es zu einer teilweisen Trennung von Seele und Körper, und der Betreffende macht häufig ungewöhnliche Erfahrungen, wie zum Beispiel wach zu sein, ohne sich bewegen zu können, Astralreisen an ferne Orte oder erhält den Besuch fremder Geister. In seinem Fall fühlt Roland ganz deutlich die Gegenwart einer anderen Person, die nicht seine Frau ist, die friedlich im Nebenbett schläft. Er fühlt sich gelähmt, kann nur noch die Augen bewegen und sieht aus den Augenwinkeln den Digitalwecker auf ein Uhr springen. Auf einmal erblickt er seinen Geistführer aus der Therapie, der über ihm schwebt. Das weiße Gewand flattert in einem nicht spürbaren Wind, aber das Gesicht verbirgt sich, wie bei jeder ihrer bisherigen Begegnungen, nach wie vor unter einer Kapuze.

Plötzlich und unerwartet schlägt die schwebende Gestalt mit einer eleganten Bewegung ihrer Rechten die Kapuze zurück, und Roland Alexander schaut überrascht in das lächelnde Gesicht Jadasas, der Mutter seines früheren Lebens. Unfähig, sich zu bewegen oder auch nur sprechen zu können, hört er im Wachschlaf deutlich die seinem Inneren so vertraute Stimme, ohne dass das Geistwesen dabei seine Lippen bewegt. Die Worte bilden sich einfach in Rons Kopf, so klar und verständlich, als wenn sie laut gesprochen würden. Sein Herz klopft heftig vor Freude über diese unerwartete Begegnung. Konzentriert hört er dann dieser inneren Stimme zu, um nur ja nichts zu verpassen.

„Hallo, mein Lieber. Ich freue mich, Dir nun nach so langer Zeit auf diese Weise wieder begegnen zu dürfen. Streng genommen müsste ich diese Aussage fast wieder zurücknehmen, denn tatsächlich haben wir uns in der Zwischenzeit oft gesehen. Allerdings geschah dies nicht in menschlicher Form und auf dieser Erde. Dass du dich daran als Mensch nicht erinnern kannst, ist normal. Vieles, was du als Geistwesen kannst und erlebst, ist dir nach einer Verkörperung als Mensch nicht zugänglich. Du kannst dich einfach nicht daran erinnern, woher du kamst und was du vorher gemacht hast. Das hat gute Gründe, und einen davon erlebst du gerade sozusagen am eigenen Leib. Es fällt doch allgemein auf, dass nur ganz wenige Menschen spontane Rückerinnerungen an sogenannte Vorleben oder Einblicke in die Zukunft haben. Das ist durchaus so gewollt. Du selbst hast doch in den letzten Wochen erlebt, dass solche Erfahrungen einen

Menschen ganz schön aus dem Gleichgewicht bringen können. Plötzlich manipuliert die Vergangenheit oder Zukunft die Gegenwart, und man kann nur schwer seine Gedanken und Gefühle auf das Hier und Jetzt konzentrieren. Um wie viel stärker wäre das noch, wenn in Dir dich zu tiefst bewegende oder schreckliche Erinnerungen aufsteigen würden? Oder wenn du beispielsweise von deinem nahe bevorstehenden Tod hören würdest. Dein jetziges menschliches Leben wäre in dem Moment quasi zu Ende, wo du davon erfährst. Und für dich wichtige Dinge, die in deinen letzten Lebenstagen noch plangemäß erledigt werden sollten, blieben ungetan.

Du siehst, die Medaille hat zwei Seiten. Einerseits gieren Menschen gern und oft nach einem ihnen verborgenen Wissen, andererseits können sie es dann oft nicht tragen und zerbrechen daran. Allerdings kommt für jeden als Mensch verkörperten Geist am Ende seines Erkenntnisweges auf Erden der Zeitpunkt, wo sich das evolutionsbedingt ändert. Daher wirst du in der kommenden Zeit schrittweise in ein verborgenes Wissen eingeführt werden, doch so dosiert, dass es dir nicht schadet und dein menschliches Bewusstsein nicht überfordert wird. Im Rahmen deiner Therapie sorge ich beispielsweise als deine Geistführerin dafür, dass nur die Erinnerungen in dir aufsteigen, die für deinen augenblicklichen Lebensplan dienlich sind."

Inzwischen hat sich Roland wieder an diese Form der Kommunikation erinnert und versucht erst gar nicht zu sprechen, sondern die Worte in seinem Kopf zu formen und gezielt an Jadasa zu schicken.

„Ich kann dir gar nicht sagen, wie sehr ich mich freue, dich wiederzusehen! Ich erinnere mich zwischenzeitlich wieder an vieles aus der damaligen Zeit und insbesondere an deine mir so wichtigen Unterweisungen und Hilfen aus dem Jenseits. Ich hoffe, du bleibst mir auch in diesem Leben als Begleiterin und Lehrerin erhalten. Ich kann deine Hilfe wirklich gut gebrauchen. Gerade jetzt weiß ich nicht, wie ich mich verhalten soll. Einerseits liebe ich meinen Beruf und die Tätigkeit in meiner Firma, andererseits drängt mich mein Inneres scheinbar in eine Rolle, die mit meinem normalen Leben unvereinbar ist. Was soll ich tun? Und darüber hinaus, warum passiert mir das alles? Mir scheint mein bisheriges Leben viel einfacher und unkomplizierter verlaufen zu sein, solange ich nichts von alledem wusste."

Jadasa lächelt wieder nachsichtig in Rolands innerer Schau. Wie gut kennt sie das Ungestüm ihres ehemaligen Sohnes. Schon damals wusste sie geschickt seinen Wissens- und Tatendrang in die rechte Bahn zu lenken. Aber sie weiß auch, dass sie seinen wachen Verstand nicht mit Banalitäten abspeisen darf und seinen Fragen befriedigende Antworten bieten muss.

„Geduld, mein Sohn vergangener Tage! Wie du dich vielleicht jetzt wieder erinnern kannst, blieb ich dir nie eine Antwort schuldig. Aber alles zu seiner Zeit. Heute Nacht geht es zuerst einmal darum, wieder das alte Band zwischen uns neu zu knüpfen. Dein heutiges Ich muss sich an diese ungewohnte Form der Begegnung und Unterhaltung erst gewöhnen. Es ist für den Plan wichtig, dass sich deine heutige Persönlichkeit, wie damals Hakon von Donarsberg, in all ihren Aspekten auf das kommende Spiel einlässt. Du selbst weißt am besten und hast es ja bei meiner Begrüßung auch vorhin so formuliert, dass es in dir gegensätzliche Positionen gibt, die zuerst befriedet und vereint werden müssen. Alle Teile deines heutigen Ichs müssen „Ja" zu dem sagen, was auf dich zukommt. Da dies von dir ein hohes Vertrauen in die Botschaften und ihren Überbringer verlangt, bin ich – als ein dir besonders nahestehender Geist – von höherer Stelle als Bote ausgewählt worden. Das macht die Sache einfacher und schneller. Womit wir bei dem Zeitfaktor angekommen sind!

Vielleicht hast Du schon bemerkt, dass du und deine Mitmenschen in einer besonders schwierigen Zeit leben. Sie ist von großer

Bedeutung für die weitere Entwicklung auf diesem Planeten und darüber hinaus für den ganzen Kosmos. Das globale Bewusstsein der Menschen geht einer großen Bewährungsprobe entgegen. In diesem Prozess der Selbstfindung sollst du und andere eine wichtige Rolle spielen. Dazu wurdet ihr vor eurem Erdenleben im Jenseits geschult und auf das Kommende vorbereitet. Dieses Wissen ist in eurem Unterbewusstsein eingelagert und vorläufig noch nicht abrufbar. Zuerst müssen die Gefäße vorbereitet und gereinigt werden, bevor neuer Wein in sie gefüllt werden kann. Deshalb wurden dir die betreffenden Bücher in die Hände gespielt, weckte dich die Krankheit deiner Hände und hast du in deinem Therapeuten einen Helfer auf diesem Weg der Bewusstwerdung gefunden. Gehe diesen Weg zielstrebig weiter, und alles andere wird sich bald finden. Für jetzt muss es genügen. Ich werde dir zukünftig öfter in deinen Träumen und Visionen begegnen, und bald wird dir die Kommunikation mit höheren Welten wieder so selbstverständlich sein wie vor achthundert Jahren. Der Friede Gottes sei mit dir, Freund meiner Seele!"

Gesicht und Körper des Geistwesens lösen sich in Licht auf, und Roland Alexander wacht schweißgebadet auf. Ein Blick auf den Wecker zeigt ihm, dass nur wenige Minuten seit Beginn dieser außergewöhnlichen Begegnung verflossen sind. Ihm kommt es so vor, als seien Stunden vergangen. Es dauert lange, bis er in dieser Nacht wieder einschlafen kann, und am nächsten Morgen wacht er wie gerädert auf. Doch die Erfahrung dieser Nacht hat sich wie Feuer in sein Bewusstsein gebrannt, und so kann er sie seiner sprachlosen Frau beim Frühstück fast wörtlich wiedergeben. Es fällt ihm auch sehr schwer, sich an diesem Morgen in der Firma auf seine Arbeit zu konzentrieren, und er ist geradezu froh, dass ein Besuch ausländischer Kunden ihn dazu zwingt, sich wieder ganz dem Alltag und seinen Erfordernissen zu widmen.

Als er nach Verabschiedung seines Besuches wieder schnellen Schrittes in sein Büro zurückkehrt, findet er im Vorzimmer Frau Brandt, seine langjährige Sekretärin, den Kopf in die Hände gestützt und mit den Fingerkuppen die Schläfen massierend, mit schmerzverzerrtem Gesicht über ihren Laptop gebeugt sitzen. Aus Erfahrung weiß er, dass seine enge Mitarbeiterin offensichtlich wieder unter einem ihrer regelmäßigen Migräneanfälle leidet. Spontan, ohne groß zu überlegen, tritt er hinter sie, massiert ihr kurz die verspannte Halsmuskulatur und legt dann die Hände beidseitig minutenlang auf ihren Kopf.

„Oh Gott, tut das gut! Deine Hände sind das reinste Labsal! Bitte nicht aufhören! Ich habe gerade das Gefühl, als wenn sich alles in meinem Kopf entspannt und die Schmerzen sich in Luft auflösen würden."

Als wenn sich beide für kurze Zeit in einem geschützten Raum befänden, betritt in den nächsten Minuten niemand sein sonst üblicherweise stark und häufig frequentiertes Sekretariat, und Roland Alexander kann seine Sekretärin weiter ungestört behandeln. Ihr bleiches Gesicht nimmt wieder Farbe an und entspannt sich sichtlich. Wohlig aufstöhnend, lehnt Frau Brandt, mit der ihn mit den Jahren ein fast freundschaftliches Verhältnis verbindet, nach einiger Zeit ihren Kopf wieder zurück und signalisiert damit ihrem Chef, dass er mit seinem Tun aufhören kann. Selbst verblüfft über seine spontane Aktion und ihre Wirkung schaut Ron in die dankbaren Augen seiner Mitarbeiterin und kann es nicht fassen, zu was er sich da eben hat hinreißen lassen. Jetzt holt ihn doch dieses Thema tatsächlich schon in der Firma ein! Er ist heilfroh, dass sie niemand anderes dabei beobachtet hat und eilt wortlos weiter in sein Büro, um sich auf diese Überraschung hin ausnahmsweise einen Whisky zu gönnen. Während seine Anspannung nachlässt und er genüsslich an seinem Glas nippt, hat er plötzlich das deutliche Empfinden, dass Jadasa im Raum ist und ihn belustigt beobachtet. Fast wütend wendet er sich daraufhin der Unterschriftenmappe auf seinem Schreibtisch zu, um dieses Thema zumindest für den Augenblick aus seinen Gedanken und in den Hintergrund zu drängen.

In den nächsten Tagen ereignet sich nichts Besonderes, Roland schläft nachts tief und traumlos und kann sich nicht erklären, warum er innerlich immer unruhiger wird. Bis er erkennt, dass er an einer Art Entzugserscheinung leidet. Insgeheim hat er sich weitere interessante und aufschlussreiche Begegnungen und Gespräche mit Jadasa erhofft. Aber die lässt sich im wahrsten Sinn des Wortes nicht blicken. So schmort ihr Schützling im eigenen Saft und ist dadurch gezwungen, sich einzugestehen, dass ihm das Spirituelle, die Beschäftigung mit der anderen Seite der Wirklichkeit, zunehmend fehlt. Anfänglich schmollend wie ein kleines Kind, wendet er sich allen möglichen Aktivitäten zu. Er geht häufiger zum Tennisspielen, widmet sich verstärkt Carola, die diese ungewohnte und nun fast tägliche Aufmerksamkeit nach vielen Ehejahren in vollen Zügen genießt und lädt öfter gute Geschäftsfreunde mit ihren Frauen abends zum Essen in die augenblicklich in der Szene beliebte Gastronomie der Hauptstadt ein. Zähneknirschend muss er sich nach einer Weile eingestehen, dass ihm das alles nichts bringt und sein versteckter Hunger unaufhaltsam weiter wächst. Heilfroh, dass die Zeit der Enthaltsamkeit vorüber ist, geht er im Winter 2007 zu seiner nächsten Reinkarnationssitzung, gespannt darauf, was sich heute zeigen wird.

Werner Traugott führt seinen Patienten diesmal ohne lange Vorrede in die Tiefen seines Unterbewusstseins. Wieder geht Roland Alexander durch das Tor von Zeit und Raum, kommt drüben an und ist zuerst einmal ratlos und sprachlos. Nichts von dem, was er gerade erlebt, lässt sich irgendetwas zuordnen, das er bereits kennt, und so fällt es ihm sehr schwer, das Fremde zu beschreiben. Eines wird ihm klar: Er ist in seiner Erinnerung weder in einem menschlichen Leben noch auf der Erde. Auch scheint er körperlos und nur als Wesen zu bestehen.

„Mir kommt es so vor, als sei ich eine Energie- oder Lichtwolke, irgendwie konturlos. Auf jeden Fall habe ich keinen fest umrissenen menschlichen Körper und schwebe irgendwo zwischen anderen meiner Art in einem Raum, der aus Klängen, Tönen und Strömen von Licht zu bestehen scheint. Die Farben sind ganz anders, gleichzeitig intensiver, umfassender und auch transparenter als auf Erden. Das Ganze kommt mir unbekannt und trotzdem zutiefst vertraut vor. Ich bin hier fremd und doch zu Hause. Ein sehr merkwürdiges Gefühl! Überhaupt sind hier die Gefühle von ganz anderer Natur, als ich sie als Mensch kenne und erlebe. Einerseits intensiver und andererseits weniger aufdringlich, weniger beherrschend. Diese Art der Gefühle scheinen hier Teil der Kommunikation zu sein. Wie Pakete empfange ich sie zusammen mit den Gedanken der anderen geballt und in bildhafter Form. Mit diesen Informationspaketen kann man sich viel umfassender und schneller untereinander verständigen. Ich brauche keine Worte, die alles verfälschen, zumindest nur unvollkommen das vermitteln, was ich eigentlich mitteilen will."

Roland Alexander schweigt minutenlang, und sein Therapeut kann an dem wechselnden Mienenspiel seines Patienten ablesen, wie aufwühlend und bewegend dessen Erfahrungen für ihn sind.

„Gerade erlebe ich, wie ein Impuls wie ein leises Rufen durch unsere hiesige Sphäre dringt. Ich und ein paar andere fühlen sich dadurch angesprochen und veranlasst, uns enger zusammenzuschließen. So als wenn wir wie Eisenspäne von einem Magneten angezogen und zu einem Ganzen zusammengeballt würden. Offensichtlich gilt dieser Ruf nicht allen hier versammelten Geistern. Jetzt erhalten wir so etwas wie eine Botschaft über eine gemeinsame Aufgabe. Es scheint um die Erde zu gehen."

Wieder schweigt Ron, und Werner Traugott nutzt die Pause und intensiviert die Erfahrung seines Schützlings durch gezieltes Fragen: „Schauen Sie genau hin! Was hat eure gemeinsame Aufgabe mit der Erde zu tun?"

Es dauert eine Weile, bis Roland antwortet. Aber dann wird sein Gesichtsausdruck plötzlich sehr nachdenklich und ernst.

„Eben war das so, als wenn uns ein Film über die Entwicklung der Erde und der auf ihr lebenden Menschheit wie im Zeitraffer gezeigt worden wäre. Leider mehrheitlich keine schönen Bilder. Wir sehen, wie die Menschen seit vielen Jahrhunderten die Erde durch ihre Eingriffe in die Natur massiv belasten. Das Abholzen der Wälder, der ungezügelte Abbau von Rohstoffen, das Aussterben ganzer Tierarten, viele Kriege bis hin zu atomaren Auseinandersetzungen und insbesondere die Verschmutzung der Atmosphäre. Scheinbar hat das alles auch Auswirkungen auf den Energiekörper des Planeten. Seine Aura trübt sich, so als wenn sich die Vitalität der Erde verschlechtern würde. Es kommt uns so vor, als wenn Mutter Erde krank wäre und dringend Hilfe braucht!"

Die Stimme von Roland Alexander ist lauter und eindringlicher geworden, und sein Therapeut spürt deutlich die Betroffenheit seines Patienten. Wieder tritt in Rolands Schilderung eine Pause ein, und Werner Traugott bemerkt, wie sich sein Gesicht erneut verändert und plötzlich Überraschung und Fassungslosigkeit spiegelt.

„Mein Gott, das ist wirklich unglaublich! Soeben haben wir als Beobachtergruppe erlebt, wie eine Art überstarker Lichtstrom aus den Tiefen des Alls die Erde trifft. Die reagiert darauf wie mit einem Aufbäumen. So wie ein Patient bei Herzstillstand durch Elektroschocks wiederbelebt wird. Alles auf der Oberfläche der Erde kommt in Bewegung. Wir sehen, wie große Landstriche im Wasser versinken, neues Land aus dem Meer aufsteigt und gewaltige Erdbeben und Vulkanausbrüche die Oberfläche umpflügen. Menschen irren durch die zerstörten Häuserschluchten großer Städte, und überall ist Feuer. Viele Gebiete der Erde liegen in Schutt und Asche und sind menschenleer."

Roland Alexander atmet heftig und stoßweise. Seine Erregung ist so groß, dass Werner Traugott überlegt, ob er die Therapie nicht besser abbrechen sollte. Aber da beruhigt sich sein Patient wieder, und ein fast entspanntes Lächeln huscht unerwartet über seine Züge.

„Gott sei Dank, die Erde scheint sich langsam wieder zu erholen. Man zeigt uns gerade, wie es weitergeht. Die Bilder folgen jetzt so schnell aufeinander, dass es schwer ist, den Prozess in allen Einzelheiten zu schildern. Offensichtlich kommt es auf der veränderten Erde anschließend wieder zu neuem, aber sehr verändertem Leben. Die Natur scheint sich regeneriert zu haben, aber die Erde viel weniger dicht besiedelt zu sein. Die Bilder erinnern mich jetzt an idealisierte Darstellungen früherer Hochkulturen. Mensch und Natur leben in Harmonie miteinander.

Jetzt sehen wir den Planeten aus einiger Entfernung wie eine blaue Kugel im dunklen All vor uns schweben. Mutter Erde strahlt wieder, die krankhafte graue Dunstglocke ist verschwunden, und alles wirkt wie verwandelt und neu. Wenn ich es mir so recht überlege, dann scheint die Botschaft der Bilder zu sein, dass es nach dem Zusammenbruch ein Wiederaufleben geben wird, dass aus dem Chaos eine neue Erde mit wesentlich veränderten Rahmenbedingungen entstehen wird. Dieses Bild zum Schluss ist wirklich sehr tröstlich!"

Als Roland Alexander wieder schweigt, fragt ihn sein Therapeut abschließend noch: „Und was hat das alles mit der Geistgruppe, der Sie im Jenseits angehören, zu tun?"

Diesmal dauert es noch länger, bis Ron antwortet. In Trance scheint er intensiv einer lautlosen Botschaft zu lauschen, und zur Überraschung seines Therapeuten hat er plötzlich Tränen in den Augen und muss heftig schlucken. Gespannt wartet der Heiler auf die weiteren Schilderungen seines Patienten.

„Es ist Liebe zu den leidenden Erdenkindern, die uns drängt, ihnen zu Hilfe zu kommen. Ich habe den Eindruck, dass wir darüber hinaus einem sehr alten Plan folgen. Aber am beeindruckendsten ist diese übergroße Liebe. So habe ich noch nie empfunden! Aus Mitgefühl haben wir uns offenbar entschlossen, uns gemeinsam auf Erden zu verkörpern. Um die Dinge entscheidend zu verändern und zum Guten wenden zu können, muss sich eine bestimmte Anzahl von uns dazu bereit erklären. Dort unten sollen wir die Masse der Menschen zum Umbruch bewegen. Es herrscht unter uns kein Zweifel, dass das gelingen kann, obwohl mir die Aufgabe gigantisch erscheint und ich nicht begreife, wie so wenige so viel bewerkstelligen können."

Unruhig bewegt sich Roland Alexander auf der Liege, und sein Therapeut entschließt sich, die Sitzung zu beenden. Schrittweise führt Werner Traugott seinen Patienten zurück ins Wachbewusstsein. Noch benommen von der tiefen Trance, hat Ron Schwierigkeiten, in die Gegenwart zurückzukommen. Er geht ein paar Mal auf und ab und lässt sich dann aufseufzend im Sprechzimmer in einen Besuchersessel fallen.

„Das wird ja immer toller! Jetzt soll ich schon als Retter der Welt antreten! – Sind sie sicher, Herr Traugott, dass ich mir das nicht alles nur zusammenfantasiere? Vielleicht sind diese Bilder nur Ausdruck eines bisher unerkannten Helfersyndroms meiner Seele, und mein Unterbewusstsein bastelt sich eine dazu passende Geschichte zurecht?"

Fragend und voller Skepsis blickt Ron auf seinen Therapeuten. Der schaut seinen Patienten nachdenklich an und meint dann: „Haben Sie jemals in der Vergangenheit ähnlich gedacht und empfunden? Wäre es so, wie Sie vermuten, hätte sich ein solches Bedürfnis ihrer Seele sicherlich schon öfter gezeigt. Bis jetzt waren Sie doch der typische Erfolgsmensch, dem solche Überlegungen und Empfindungen vollkommen fremd waren. Nein, ich glaube, dass Ihre Erfahrungen echt und wahrhaftig sind. Es ist Ihre persönliche Wahrheit! Wie sehr sie objektiver Wirklichkeit entspricht, wird sich noch zeigen. Sie müssen nur abwarten!"

Unwillig schüttelt Roland den Kopf. Es kommt ihm so vor, als wenn die Therapie mehr Fragen aufwirft als sie beantwortet.

„Abwarten, lieber Herr Traugott, ist im Moment für mich ein gutes Stichwort. Ich glaube, ich brauche jetzt zuerst einmal eine Auszeit, damit sich alles, was ich erlebt habe, setzen kann und ich wieder einen klaren Kopf bekomme. Vorläufig werden wir keine weiteren Sitzungen vereinbaren, bis ich mich entschieden habe, wie es weitergehen soll. – Meine Hände haben sich ja inzwischen so gebessert, dass die restlichen Symptome, wie ich glaube, bald auch von allein verschwinden werden. Fürs Erste danke ich Ihnen sehr und melde mich dann gegebenenfalls wieder bei Ihnen."

Werner Taugott, der Verständnis für Rolands Reaktion hat und sein Bedürfnis nach vorläufigem Abstand akzeptiert, verabschiedet sich freundlich von seinem Patienten, und Roland Alexander verlässt die Praxis.

Als Ron am Abend bei einem Glas Wein Carola von seinen Erfahrungen berichtet, kommen ihm die Erfahrungen seiner heutigen Therapie selbst unwirklich und wie ein Traum vor. Worauf hat er sich da eingelassen? Wäre es nicht besser für seinen Seelenzustand, sich von all dem zu distanzieren und sich wieder in den klaren Bahnen seines Alltags zu bewegen? Wo soll das alles enden? Carola, die fasziniert seinem Bericht gefolgt ist, kann seine sich steigernde Skepsis und seine Zweifel nicht teilen und erinnert ihn an seine nächtliche Begegnung mit Jadasa.

„Ich glaube, dein innerer Widerstand macht dich blind für die Zusammenhänge! Alles passt doch wunderbar zusammen. Im Grunde genommen setzt du nur das fort, was du als Hakon von Donarsberg begonnen hast. Da ist doch ein deutlich sichtbarer „roter Faden" zu erkennen. Ich kann verstehen, wenn du dich im Moment überfordert fühlst und solche Erfahrungen deshalb auch Angst machen. Angst, den Boden unter den Füßen zu verlieren und in Wahnvorstellungen abzugleiten. Ich aber, der ich dich in diesem Prozess begleiten darf und deshalb das Ganze mehr von Außen betrachten kann, habe keineswegs den Eindruck von Lug und Trug durch Dritte oder von Selbsttäuschung. Es fällt mir schwer, es rational zu begründen, aber ich habe bei deinen Schilderungen deutlich das Gefühl von Erfahrungen, die einer höheren Wirklichkeit entspringen. Nichts in mir sträubt sich, wenn ich dir zuhöre. Und du weißt, ich bin weder naiv noch leichtgläubig. Aber als Künstlerin habe ich gelernt, nicht nur auf meinen Kopf, sondern auch auf meinen Bauch zu hören."

Als Roland an diesem Abend ins Bett geht, fühlt er sich erschöpft und wie ausgelaugt und schickt ein Stoßgebet nach oben, dass man ihn doch heute Nacht ruhig und erholsam schlafen lassen möge. So wacht er am nächsten Morgen auch frisch, gestärkt und wie neugeboren auf. Die depressiven Gedanken und Gefühle vom Vorabend sind verflogen. Es verspricht, ein schöner und sonniger Wintertag zu werden, und beim Frühstück beschließen die beiden, erstmals nach seinem Unfall wieder zum Skifahren ins nahe gelegene Mittelgebirge zu fahren, wo bereits seit Tagen die Pisten geöffnet sind.

Weihnachten 2007 nähert sich. Roland und Carola sind in dieser Zeit in ihren jeweiligen Berufen sehr gefordert. Abends fallen sie meistens wie tot ins Bett, und auch in ihren Träumen tut sich nichts Außergewöhnliches. Es scheint so, als wenn man Ron auch vom Jenseits aus die erwünschte Auszeit zubilligt, und so kann er sich mit ganzer Kraft seinen betrieblichen Aufgaben widmen. Wie erwartet, sind seine Hautsymptome in den Händen gänzlich verschwunden, und auch die vom Unfall und seinen Verletzungen herrührenden Beeinträchtigungen haben sich aufgelöst. Nachdem die üblichen Weihnachtsfeiern in ihren Betrieben glücklich überstanden sind, freuen sich beide auf den Urlaub zwischen den Jahren bis zum Beginn des neuen Jahres 2008. Am ersten Weihnachtsfeiertag, nach einem opulenten Mahl bei seinen Schwiegereltern, legt sich Roland für einen kurzen Mittagsschlaf auf die Couch in der Bibliothek des alten Gutshauses. Carolas Eltern, beide pensionierte Hochschullehrer, leben seit einigen Jahren in einem hübschen Ort am Fuß des Gebirges, und

Ron und seine Frau verbringen gern einige Tage im Jahr bei den beiden geistig sehr rege gebliebenen alten Herrschaften.

Kaum hat sich Roland hingelegt und die Augen geschlossen, da erfasst ihn ein merkwürdiges Gefühl. Zuerst ist es wie eine innere Bewegung, als wenn sich seine Seele in ihm langsam aus seinem ruhenden Körper herausschälen würde. Dann hat er ein Empfinden wie damals bei der Operation nach dem Autounfall. Seine Wahrnehmung ist plötzlich nach außen verlagert, und er sieht, unter der Decke schwebend, seinen schlafenden Körper auf der Couch liegen. Seltsamerweise macht ihm diese Erfahrung keine Angst, sondern ist von einem sehr angenehmen Gefühl der Freiheit und Losgelöstheit begleitet. Staunend erlebt Ron, wie er sich problemlos gedanklich durch den Raum bewegen kann. Wo immer er zu sein wünscht, ist er auch unmittelbar darauf. Wie ein Kind – anfänglich zögernd und dann immer forscher – beginnt er diese neue Fähigkeit zu erproben. Er schwebt in der großen Bibliothek hierhin und dahin und landet plötzlich unversehens durch die Wand nebenan im Esszimmer, wo Carola und ihre Eltern sich bei einer Tasse Kaffe und einem Digestif über die neuesten Familienangelegenheiten unterhalten. Verblüfft wird ihm bewusst, dass er sie zwar sehen und hören kann, sie ihn aber offensichtlich nicht wahrnehmen können und deshalb ihre Konversation ungestört fortführen. Bevor er weitere Experimente zur Erforschung dieses faszinierend neuen Zustands machen kann, fühlt er sich plötzlich zurück in die Bibliothek gezogen. Dort erblickt er zu seiner freudigen Überraschung in einem Sessel vor dem Kamin Jadasa in ihrem Geistführergewand sitzen. Sie lächelt ihm einladend zu und fordert ihn mit einer Handbewegung auf, in dem Sessel ihr gegenüber Platz zu nehmen. Wieder hört er die vertraute Stimme in seinem Inneren und konzentriert sich ganz auf diese ungewohnte Art der Kommunikation.

„Nun, wie gefällt dir diese neue Art der Fortbewegung?“

Und verschmitzt lächelnd fährt sie fort: „Aber vielleicht war das und bin auch ich nur ein Produkt deiner überschäumenden Fantasie?"

Etwas verlegen erinnert sich Roland seiner Worte und Einschätzung nach der letzten Therapiesitzung. Aber bevor er etwas zu seiner Verteidigung sagen kann, fährt Jadasa schon in ihrer gedanklichen Unterhaltung mit ihm fort.

„Mach dir nichts daraus, wenn ich dich ein wenig auf den Arm nehme. Humor ist auch für uns nichts Unübliches. Überhaupt wärest du erstaunt, wie viel Menschliches uns noch anhaftet. Natürlich wissen wir und insbesondere ich, wie schwer dir die Akzeptanz deiner neuen Erfahrungen vor dem Hintergrund deiner heutigen Persönlichkeit fällt. Dein Physikstudium und deine Lebenserfahrungen haben dich ganz auf die materielle Ebene fokussiert; und so hält dein Ich nur diese irdischen Rahmenbedingungen für echt und real. Nun erlebst du plötzlich Dinge, die deine bisherigen Vorstellungen von Leben und Tod zutiefst in Frage stellen. Da ist es nur natürlich, dass du an deinem Verstand und deinen Erfahrungen zweifelst. Aber glaube mir, mein Freund, du wirst dich noch an die unglaublichsten Dinge gewöhnen. In nicht allzu ferner Zeit werden Seelen- oder Astralreisen, wie gerade von dir erlebt, für dich so selbstverständlich sein wie deine üblichen Geschäftsreisen in die entferntesten Winkel der physischen Welt. Aber lass uns nun darüber reden, warum ich heute zu dir komme.

Wie du in deiner letzten Therapie erfahren hast, stehen dieser Welt große Veränderungen bevor. Man könnte sagen, dass Mutter Erde dabei ist, ein neues Bewusstsein zu gebären. Die letzten Jahrhunderte entsprechen dabei der Senkwehenphase, der nun der Durchgang durch den dunklen Geburtskanal folgt. Und wie du weißt, geht so eine Geburt nicht ohne große körperliche Veränderungen der Mutter und nicht ohne große Schmerzen vonstatten.

Viele Botschaften aus meiner Sphäre kündigen euch bereits seit langem eine Anhebung dieser Erde an. Wie dies geschieht, werde ich dir später erklären. Diese Anhebung betrifft auch den physischen Aspekt dieses Planeten, das heißt die Materie alles Irdischen wird sich sehr verändern. Dazu zählen auch alle menschlichen Körper, und deshalb betrifft die kommende Veränderung auch die gesamte Menschheit. Symbolisch gesehen, hat das Wesen, das ihr Jesus von Nazareth nennt, vor zweitausend Jahren als Sämann ein neues Bewusstsein ausgestreut. Der Aussaat folgt die Wachstumsphase und dann die Erntezeit, die nun angebrochen ist. Das Geburtsgleichnis ist nur eine andere Interpretation des gleichen Prozesses. Während für die Saat nur ein Sämann notwendig ist, bedarf es bei der Ernte vieler Helfer. Hier kommt nun die Geistergruppe ins Spiel, zu der du dich zugehörig erkannt und gefühlt hast. Eure Aufgabe als verkörperte Menschen wird es sein, diese Metamorphose des Planeten hilfreich und unterstützend zu begleiten. Dies alles ist seit Anbeginn so geplant und auch bekannt. Deshalb nennt euch die Bibel „die Arbeiter im Weinberg des Herrn", und die Esoterik bezeichnet euch als „die qualifizierte Minderheit", die die Mehrheit zum Umbruch bringen soll, und spricht von etwas weniger als fünf Prozent der augenblicklichen Menschheit als Angehörige dieser sogenannten Lichtträger beziehungsweise Erntehelfer. Wie Hefe, die in den Brotteig gegeben wird, werdet ihr das menschliche Bewusstsein als Ganzes zum Aufgehen bringen. So wie nicht alle Brote gelingen, so wird dies auch nicht bei allen Menschen gelingen. Wo gehobelt wird, da fallen Späne, und nicht alle Trauben vom Weinstock landen auf der Tafel des Herrn. So wird ein großer Teil der zur Zeit lebenden Menschen diesen Verwandlungsprozess mangels innerer Qualität nicht mitmachen können und diese Erde verlassen müssen. Sie werden im Rahmen des Geschehens, das du ja bereits in deiner Therapie ansatzweise gesehen hast, Opfer der Ereignisse werden und ihren weiteren Seelenweg auf anderen Schulen im Kosmos fortsetzen.

Der Impuls für diesen Verwandlungsprozess, den du als Lichtstrom in deiner Therapie wahrgenommen hast, kommt aus den Tiefen des Kosmos. Er wirkt wie eine Initialzündung, die den Prozess auf diesem Planeten in Gang setzt. Die Quelle dieses Impulses ist letztlich der Geist und sein Motiv ist Liebe; denn aus geistiger Sicht hat sich das menschliche Bewusstsein so ins Abseits manövriert, dass es ohne liebevolle Hilfe seiner Bestimmung, zurück ins Vaterhaus zu kommen, nicht mehr nachkommen kann. Dass das Kommende so schmerzlich ablaufen muss, ist letztlich die Konsequenz aus dem jahrhundertelangen falschen Denken und Handeln der Menschen. Sie haben in ihren Religionen so irrige Sichtweisen der jenseitigen Wirklichkeit und des Sinns des Lebens verkündet, dass sie zu Gefangenen und Leidtragenden ihrer eigenen Schöpfungen geworden sind.

Des Übels Wurzel ist dabei das in allen Buchreligionen verkündete grundfalsche Gottesbild! Deshalb glauben die meisten religiösen Menschen an einen abwechselnd belohnenden und strafenden Gott. Das aber heißt, die Wahrheit geradezu auf den Kopf zu stellen! Gott ist Ausdruck der Einheit aller Dinge. Nur die Schöpfung ist dual, kennt gut und böse, richtig und falsch. „Ich lasse mein Licht leuchten über den Gerechten wie den Ungerechten gleichermaßen“, spricht Gott und meint damit, dass er seine gesamte Schöpfung liebend annimmt und nicht die einen lobt und die anderen verwirft. In den meisten heiligen Büchern der Menschen wird also nicht ein richtiges, sondern ein völlig verzerrtes Bild Gottes wiedergegeben. In Folge davon ist es möglich, dass verwirrte und manipulierte Fanatiker tatsächlich glauben, wenn sie sich und viele andere töten, sei dies gottgefällig und sie würden dafür im Himmel belohnt. Sie machen aus Gott keinen all-liebenden Vater, sondern ein unberechenbares Monster, das Unschuldige schlachtet und sich am Chaos erfreut. Allein daran kannst du erkennen, dass eine Korrektur dieser falschen Glaubensfundamente dringend erforderlich ist, zumal sie fatale Auswirkungen auf alle eure Lebensbereiche haben. Oder glaubst du, dass ein entwickeltes Bewusstsein, das sich seiner Herkunft und der Einheit und Gleichwertigkeit allen Seins bewusst ist, Mitmenschen zu Millionen verhungern lässt, die Umwelt immer mehr zerstört und nur nach Geld und Luxus giert? Eure Finanzkrise, die trotz vieler Mahnungen sich weiter verschlimmernde Umweltbelastung und der nun folgende Zusammenbruch eurer sozialen und wirtschaftlichen Strukturen beweisen, wie es wirklich um die Menschheit und ihr Bewusstsein steht.

Als eure Geistgruppe beschlossen hatte, diesen Dienst auf Erden zu leisten, war klar, dass zu seiner Ausübung umfassende Kenntnisse der irdischen Gesetze und Gegebenheiten notwendig sind; und so habt ihr euch in vielen Vorleben darauf vorbereitet. Dein Studium der Physik ist deshalb durchaus hilfreich, das Seelische und Geistige besser zu verstehen. Entdeckt doch eure Wissenschaft in den letzten Jahren bei der Erforschung der subatomaren Ebene – und damit der kleinsten Teilchen der Materie – immer mehr Sachverhalte, die nur eine Widerspiegelung höherer Wirklichkeiten sind. In gewisser Weise erfahrt ihr dadurch eine Bewusstseinserweiterung.

Nun steht dieser Erde eine Anhebung bevor. Diese besondere Hilfestellung aus höheren Ebenen bewirkt, dass das menschliche Bewusstsein über den Gartenzaun seiner augenblicklichen Existenz hinaus leichter höhere Wirklichkeiten und ihre Gesetze erfahren und besser verstehen wird und schon deshalb künftig nicht mehr Opfer falscher Dogmen und irriger Glaubensvorstellungen werden kann. Das Ergebnis dieses so leidvollen Prozesses wird somit das versprochene Goldene Zeitalter sein, das in der Johannes-Offenbarung das „Neue Jerusalem“ genannt wird.“

Die Stimme in Roland verstummt, und mit einem freundlichen Winken verabschiedet sich Jadasa. Wie von einer weiten Reise nach Hause zurückgekehrt, hat Ron Schwierigkeiten, wieder in sein Alltagsbewusstsein zurückzukehren; und so findet Carola ihn mit offenen Augen an die Decke starrend vor, als sie in die Bibliothek kommt, um ihren Mann zu einem gemeinsamen Nachmittagsspaziergang abzuholen.

Carolas Eltern sind zu Hause geblieben, und so hat Ron, während sie durch die sonnige Berglandschaft wandern, Gelegenheit, seiner Frau in aller Ausführlichkeit von seinen Erlebnissen zu berichten. Carola ist gleichzeitig fasziniert von seinen außerkörperlichen Erfahrungen und bestürzt über den Inhalt der Botschaften, die Ron auf so ungewöhnliche Art empfängt. Sie ist fast ein wenig eifersüchtig auf seine neuen Möglichkeiten und auf seinen intensiven Kontakt mit diesem Geistwesen, das sie schon damals, als Frau von Hakon von Donarsberg, durch den frühen Tod Jadasas nicht kennenlernen konnte.

5. Kapitel

Die Entscheidung

Roland Alexander ist froh, dass er durch den Weihnachtsurlaub eine Auszeit und damit ausreichend Zeit und Gelegenheit hat, sich mit den seinen Verstand überfordernden Erfahrungen und den ihn seelisch aufwühlenden, nahezu unglaublichen Botschaften auseinanderzusetzen. Er ist glücklich darüber, dass er mit Carola eine Partnerin an seiner Seite hat, mit der er sich austauschen kann und die auch seine Zweifel versteht. So verläuft auch der Übergang zum neuen Jahr viel ruhiger und nachdenklicher als in den vergangenen Jahren. Carola und er feiern Sylvester erstmals zu Hause und nicht mit Freunden oder auf einem Ball. Es ist ihnen nicht nach ausgelassenem Feiern zumute, und so erleben sie den Beginn von 2008 für sie mehr als unbeteiligte Zuschauer. Das große Feuerwerk über den Dächern der Stadt, der Lärm der Böller und der Pulverdampf, der bald in übel riechenden Schwaden durch die Straßen der Hauptstadt zieht, kommt ihnen eher wie ein unheilvoller Vorbote kommender Ereignisse und nicht mehr als unschuldiger Ausdruck unbekümmerter Fröhlichkeit vor.

An Neujahr bekommen die beiden nachmittags Besuch von Freunden, und auch Brigitte Schuster aus der Yoga-Gruppe, die seinerzeit durch ihren ausgeliehenen Heiler-Roman und ihren Hinweis auf alternative Heilweisen das Ganze ins Rollen brachte, ist darunter. Carola bemerkt bald, dass ihre Freundin irgendwie bedrückt und ihre übliche Fröhlichkeit aufgesetzt wirkt. Unter dem Vorwand, ihr beim Kaffeemachen helfen zu können, nimmt sie Brigitte mit in die Küche. Dort nimmt Carola Brigitte spontan in den Arm und fragt die Überraschte, was los mit ihr sei. Brigitte will zuerst abwiegeln, aber Carola lässt nicht locker, und plötzlich kann Brigitte ihre Tränen nicht mehr zurückhalten. Schluchzend berichtet sie ihrer Freundin, dass man bei der letzten Vorsorgeuntersuchung einen kirschkerngroßen Tumor in ihrer linken Brust festgestellt habe. Die Ärzte rieten ihr dringend zur Operation und vorsorglich zu anschließender Chemotherapie und Bestrahlung. Sie zögere aber noch und habe große Angst, da bereits ihre Mutter vor zwanzig Jahren an Brustkrebs gelitten habe und nicht lange nach der Operation daran gestorben sei. Carola ist zuerst geschockt und bemüht, sich ihre Betroffenheit nicht allzu deutlich anmerken zu lassen. Sie versucht, Brigitte mit dem Hinweis zu beruhigen, dass die heutigen medizinischen Methoden wesentlich ausgereifter seien als damals. Aber Brigitte zweifelt an der Wirksamkeit dieser Behandlungsmethoden und fürchtet Nebenwirkungen wie dauernde Übelkeit und Haarausfall. Als sich die Kranke etwas beruhigt hat, hilft sie der Hausherrin, Kaffee zu machen, den Kuchen auf Platten zu drapieren und anschließend ins Esszimmer zu bringen, wo die anderen sich angeregt unterhalten und nichts von dem kleinen Drama in der Küche mitbekommen haben.

Während Brigitte von ihrem Tischnachbarn in ein lebhaftes Gespräch gezogen wird und durch diese Ablenkung langsam wieder aufblüht, kreisen Carolas Gedanken ständig um das soeben Gehörte und wie man ihrer Freundin in dieser Situation am besten helfen könne. Plötzlich kommt ihr ein verwegener Gedanke.

Sie bittet Roland, ihr in der Küche ein paar Flaschen Wein zu entkorken. Als er ihr gut gelaunt folgt, berichtet sie ihm in knappen Worten vom Schicksalsschlag, der ihre Freundin getroffen hat. Auch Ron ist betroffen, tröstet Carola aber mit dem Hinweis, dass der Tumor ja wohl rechtzeitig entdeckt wurde und die Heilungschancen damit groß seien. Seine Frau schüttelt den Kopf, schaut ihm vielsagend in die Augen und meint, als er ihre Botschaft nicht versteht, dass es doch wohl kein Zufall sei, dass die Person, die ihn mit auf den Weg gebracht habe, nun seine Hilfe benötige.

Langsam begreift Roland, was Carola von ihm will. Protestierend hebt er die Hände. Alles in ihm ist voller Abwehr. Doch seine Frau dringt weiter auf ihn ein: „Jetzt überleg doch mal! Hier ist jemand, der der Schulmedizin misstraut und auf andere Hilfe hofft. Sie ist bereits mit den spirituellen Heilungstechniken vertraut, und wenn ich mich nicht irre, wirst Du bei ihr offene Türen einrennen. Das ist die Chance, die Wahrheit all dessen zu prüfen, was du gelesen hast und was dir gesagt wurde. Jetzt stellt sich die Frage, ob du allem traust und dem schon lange vorgezeichneten Weg weiter folgen willst!"

Roland ist zwar bei den Worten seiner Frau etwas ruhiger geworden. Aber der Gedanke, sich in diesem Fall zum ersten Mal willentlich und bewusst als Heiler zu betätigen, bereitet ihm immer noch große Bauchschmerzen.

„Du überforderst mich, wenn du von mir erwartest, dass ich in einem so lebensbedrohlichen Fall erstmals meine angeblichen Fähigkeiten erproben soll! Die Frau hat Krebs! Und da macht man keine Experimente. Da vertraut man auf erprobte Mittel und Wege. Was ist, wenn meine Behandlung nicht wirkt und sie stirbt. Willst du dann die Verantwortung dafür übernehmen?"

Ron schweigt, und Carola spürt deutlich, wie wenig ihr Mann noch geneigt ist, ihrem Wunsch zu folgen. Dann spielt sie ihren letzten Trumpf aus und sagt: „Da ist kein Risiko! Was du noch nicht weißt, ist, dass Brigitte mit ihren Ärzten eine zweimonatige Wartezeit vereinbart hat, in der sie sich über ihren weiteren Behandlungsweg klar werden will. Dann erst – nach einer weiteren Mammografie – soll die endgültige Entscheidung über das weitere Vorgehen fallen. Du hättest also zwei Monate Zeit, sie zu behandeln, und anschließend sogar den Vorteil zu wissen, ob es etwas genützt hat. Und wenn nicht, kann niemand dir einen Vorwurf machen, denn es war ja Brigittes erklärter eigener Wille, diese Auszeit zu nehmen und andere Möglichkeiten zu prüfen. Ich bin sicher, mein lieber Mann, dass du keine risikolosere Chance zur Prüfung, was es mit deiner Begabung auf sich hat, finden wirst!"

Roland schaut seine Frau in komischer Verzweiflung an. Es wird ihm schmerzlich bewusst, dass jetzt alle Fluchtwege versperrt sind. Carola muss über seinen Gesichtsausdruck lachen und nimmt Ron tröstend in den Arm. Sie versteht ja seine Vorbehalte, aber ihr ist auch klar, dass nun gilt: Entweder jetzt oder nie! Ohne es rational erklären zu können, ist sie sich intuitiv sicher, dass es in diesem Spiel geradezu ihre Aufgabe ist, ihrem Mann zu helfen, in diese neue Rolle zu schlüpfen, die er doch schon einmal, als Hakon von Donarsberg, mit so viel Bravour gemeistert hat.

„Also gut, redest du mit deiner Freundin? Ich sehe ein, dass ich, wenn ich mich jetzt nicht darauf einlasse, letztlich auch nie erfahren werde, ob alles stimmt. Vielleicht forderst du sie einfach auf, nachher, wenn die anderen gegangen sind, noch eine Weile zu bleiben. Wenn sie will, fange ich gleich mit der Behandlung an. Auch deshalb, damit ich nicht wieder ins Wanken komme, wenn ich das noch lange vor mir herschiebe."

Freudig küsst Carola ihren Mann auf die Wange, und beide gehen, Carola beschwingt, Ron eher nachdenklich, zurück zu ihren Besuchern. Roland sieht, wie seine Frau ihre Freundin nach einer Weile auf die Seite zieht und intensiv auf sie einredet. Als sie beide zurückkommen und Brigitte Schuster ihm über den Tisch hinweg hoffnungsvoll lächelnd zunickt, weiß Ron instinktiv, dass nun ein neuer Abschnitt in seinem Leben beginnt, und er prostet der Kranken zu und nimmt dann selbst einen tiefen Schluck von dem kühlen Riesling, den sie ihren Gästen nach Kaffee und Kuchen kredenzt haben.

Als die Drei, nachdem alle anderen Besucher gegangen sind, zusammensitzen und Roland in das angespannte und erwartungsvolle Gesicht seiner zukünftigen Patientin blickt, gibt er sich einen innerlichen Ruck und erzählt dann in groben Zügen und unter Auslassung der apokalyptischen Visionen, was er in den letzten Monaten nach seinem Unfall alles erlebt hat. Er macht auch keinen Hehl aus seiner Skepsis und den Zweifeln, die an ihm nach wie vor nagen. Letztlich habe er sich aber entschieden, seinen Botschaften und dem Empfinden, das sie in ihm auslösten, zu vertrauen. So sei er jetzt bereit, sich auf dieses Abenteuer einzulassen und seine neuen Fähigkeiten an ihr zu erproben. Brigitte Schuster, die die ganze Zeit konzentriert zugehört und seinen Schilderungen mit lebhaftem Mienenspiel gefolgt ist, blickt ihm offen in die Augen und meint dann: „Ich danke dir für die Ehrlichkeit, mit der du zu mir gesprochen hast. Aber im Gegensatz zu dir, ist diese Behandlungsform für mich weder neu noch fragwürdig. Ich habe schon viel darüber gehört und gelesen. Eine gute Bekannte von mir war schon Patientin bei Werner Traugott und ist von ihm von ihrer langjährigen Gastritis geheilt worden. Ich habe mir deshalb auch selbst schon überlegt, zu ihm zu gehen. Aber genauso wenig wie Carola, glaube ich an Zufall. Wenn unsere Schicksale schon so seltsam miteinander verknüpft wurden, denke ich, dass wir diesen Weg auch gemeinsam weitergehen sollten. Wenn du willst, können wir gleich damit anfangen." Daraufhin schlägt Carola ihnen vor, die Behandlung im Gästezimmer durchzuführen, und lässt dann die beiden allein.

Brigitte liegt mit geschlossenen Augen und eingehüllt in eine leichte Decke vor Roland, der im Schneidersitz und ihr zugewandt auf der anderen Seite des Doppelbettes Platz genommen hat. Eine Bettlampe taucht den Raum in gedämpftes Licht, und Ron versucht, sich an seine ersten Sitzungen bei Werner Traugott zu erinnern und daran, wie der Heiler vorgegangen ist. Ron hat allerdings kein Pendel zur Hand, um die Chakras zu testen, und weiß darüber hinaus nicht einmal, ob er dazu überhaupt in der Lage wäre. Also legt er einfach seine Hände auf Scheitel und Steiß seiner Patientin und wartet gespannt darauf, was passieren wird. Zuerst spürt Roland Alexander, wie er innerlich ganz ruhig und gelassen wird. Alle Anspannung fällt von ihm ab, und vor seinem inneren Auge tauchen plötzlich Erinnerungsbilder aus seinem Leben als Hakon von Donarsberg auf, als er bereits als Kind von vier Jahren seinen Freund Ali, der an Lepra erkrankt war, erstmals behandelte. Wieder spürt er im Hier und Heute das inzwischen vertraute Strömen in seinen Handflächen. Wie von selbst wandern dann seine Hände langsam über den Leib der vor ihm liegenden Frau. Ron fühlt zum ersten Mal, dass die Energie nicht überall gleich stark fließt. Besonders im Bereich des Unterleibes und der Stirn von Brigitte werden seine Hände geradezu heiß. Über der erkrankten linken Brust scheinen sie wie magnetisch angezogen und festgehalten zu werden. In dieser Position hat er plötzlich das Bild eines kleinen Kindes vor Augen, das ihm, wie es scheint, aufmunternd zuwinkt. Bei all diesen neuen Eindrücken vergeht die Zeit wie im Fluge, und als er sich nach Beendigung der Therapie aufatmend zurücklehnt, bemerkt er erst, dass ihn Brigitte, dankbar und wie von einer schweren Last befreit, anlächelt.

„Du hast wirklich gesegnete Hände! Ich habe so viel von der von dir ausgehenden Kraft gespürt und erhalten, dass mir ganz warm davon geworden ist. Besonders meinem Becken und dem Kopf hat deine Behandlung sehr gut getan. Jetzt fühle ich mich wie neugeboren. Nochmals vielen Dank für deine Hilfe!“

Als sich seine Patientin aufsetzt, fällt Roland wieder das Bild des Kindes aus der Therapie ein, und er erzählt ihr davon. Brigitte hält betroffen inne, und mit Tränen in den Augen berichtet sie ihm dann, dass sie Mitte des Jahres ihr ersehntes erstes Kind im fünften Monat verloren und daraufhin einen seelischen und körperlichen Zusammenbruch erlitten habe, von dem sie sich erst kürzlich erholen konnte. Da erinnert sich Roland daran, in einem der Heilerbücher gelesen zu haben, dass ein Mammakarzinom in der linken Brust der Frau meistens auf einen unerlösten Kindkonflikt hindeute, und er begreift, warum in der Behandlung ausgerechnet der Unterleib mit der Gebärmutter und die betroffene Brust seiner Patientin so viel Energie benötigt hatten. Aufmunternd nimmt Ron Brigitte in die Arme, und beide verlassen dann den Raum, um Carola, die schon neugierig wartet, von ihren jeweiligen Erfahrungen zu berichten und um neue Behandlungstermine zu vereinbaren. Als der Abend zu Ende geht und sie beide im Bett die vergangenen Wochen noch einmal Revue passieren lassen, sind sie sich einig darüber, dass das gerade begonnene Jahr 2008 wohl noch einige Überraschungen für sie bereithält.

Die ersten Wochen des neuen Jahres sind für Roland von hektischen Aktivitäten in seiner Firma geprägt. Die VENTA AG fertigt unter anderem wichtige Komponenten für industrielle Fertigungsstraßen, und einer der Hauptabnehmer ist die Automobilindustrie. Um auf dem nordamerikanischen Markt besser vertreten zu sein, hat man seit Anfang des vergangenen Jahres mit dem Bau eines Zweigwerks in der Nähe von Detroit begonnen. Da das Werk spätestens Mitte 2008 mit der Produktion beginnen soll und Roland als Produktionsleiter des Stammwerks an der Planung und der Konzeption maßgeblich beteiligt war, fliegt er mindestens einmal im Monat in die USA, um die Fortschritte beim Bau der neuen Fabrik und ihrer Produktionsanlagen zu kontrollieren und zu überwachen. So wird er ungewollt Zeuge der sich in den Vereinigten Staaten immer erschreckender ausbreitenden Immobilienkrise. Da er auch für die Rekrutierung des amerikanischen Managements, mit Ausnahme des Vorstands, verantwortlich ist, muss er vor Ort viele Gespräche mit Kandidaten für leitende Funktionen in Produktion und Verwaltung der amerikanischen Tochterfirma führen und erlebt nun hautnah mit, dass viele der Bewerber durch die steigenden Hypothekenzinsen in existenzielle Nöte geraten sind und jetzt händeringend nach besser bezahlten Jobs suchen. Darüber hinaus erfährt Roland Alexander durch die örtlichen Medien, dass durch die Immobilienkrise, die immer mehr zu einer nationalen Tragödie ausufert, immer weniger Autos verkauft werden. Seine Gesprächspartner bei GM, Ford und Chrysler halten sich zwar auf seine Nachfrage hin bedeckt und versuchen die Krise herunterzuspielen, aber die wachsenden Halden unverkäuflicher Autos beim Handel und bei den Herstellern sprechen eine andere Sprache. So sieht sich Ron schon vor Produktionsbeginn plötzlich in die schwierige Rolle eines Sanierers gedrängt und damit befasst, auf einem immer nervöser reagierenden nationalen Markt vorsorglich neue Kundenkreise für die geplanten Produktlinien der noch im Bau befindlichen Fabrik zu erschließen.

Das führt dazu, dass seine Aufenthalte in den USA sich immer länger ausdehnen. Auf der Suche nach neuen inneramerikanischen Abnehmern verbringt er viel Zeit im Flugzeug und lernt ungewollt die meisten Bundesstaaten kennen. In seinen vielen Gesprächen klingt immer öfter die steigende Angst seiner amerikanischen Gesprächspartner vor dem Beginn einer tiefgreifenden Rezession im Lande durch, und so steigt in Roland die Befürchtung, dass die VENTA AG sich wahrscheinlich einen denkbar schlechten Zeitpunkt für ihre hohen Investitionen in einem insgesamt dramatisch schrumpfenden Absatzmarkt gewählt hat. Zurückgekehrt nach Deutschland, will man im Vorstand seiner Firma anfänglich wenig davon hören. Erst als die ersten Bankenzusammenbrüche in den USA bekannt werden und die Statistiken und Hochrechnungen nationaler Wirtschaftsverbände und Behörden und ihrer immer mehr abwärts weisenden Prognosen in den Medien einen immer größeren Raum einnehmen, wachen seine Vorgesetzten auf, und in der Firma jagt eine Krisensitzung die andere.

In diesen Tagen empfindet Roland seine vereinbarten Behandlungen mit Brigitte Schuster geradezu als Labsal für seine gestresste Seele, und er schöpft auch physisch viel Kraft und Ruhe aus diesen Sitzungen. Durch das dadurch bedingte fortlaufende Training seiner heilerischen Fähigkeiten wird er immer mehr sensibilisiert für das Feinstoffliche und ist inzwischen sogar in der Lage, die jeweilige Drehrichtung der Chakras seiner Patientin in seinen Händen zu fühlen. Auch wenn er ab und zu Carola behandelt, kann er diese Energiewirbel und ihre Bewegung fühlen, und so stellt er eines Tages fest, dass offensichtlich Carolas Steiß-Chakra blockiert ist. Da er inzwischen gelernt hat, dass dieses Energiezentrum seelisch die Selbstverwirklichung und Durchsetzung des Betreffenden in der Materie und damit im Alltag spiegelt, fragt Ron seine Frau, ob es Probleme in ihrer Firma gäbe, denn zu Hause und zwischen ihnen ist alles in bester Ordnung.

Carola seufzt und meint dann: „Ich wollte dich zwar nicht jetzt schon damit belästigen. Aber auch in meiner Firma gibt es große Probleme. Der Umsatz ist im letzten Vierteljahr stark zurückgegangen, und die Aussichten für das vor uns liegende Jahr sind alles andere als rosig. Immer weniger Kunden haben das Geld für nicht lebensnotwendigen Luxus und entscheiden sich für weniger bekannte Marken, die deutlich billiger sind. Wie du weißt, lebt meine Abteilung in unserem Einrichtungshaus hauptsächlich von diesen nun ausbleibenden gehobenen Einkommensklassen. Sparen ist angesagt. So haben meine Mitarbeiter und ich in der letzten Zeit deutlich weniger Umsatz und Gewinn erwirtschaftet als vergleichbare Abteilungen unseres Hauses. Vorige Woche wurde ich in die Geschäftsleitung zitiert, wo man mir die neuesten Umsatzzahlen präsentierte und mir ankündigte, dass man sich gezwungen sähe, sollte sich an der Lage nichts ändern, spätestens am Ende des ersten Quartals diese Abteilung zu schließen und die meisten der Mitarbeiter zu entlassen. Durch die Blume hat man mir zu verstehen gegeben, dass dann auch für mich als Höchstverdienende der Abteilung kein Platz im Unternehmen mehr sei. Da hatte ich das Gefühl, als wenn man mir den Boden unter den Füßen wegziehen würde. Wahrscheinlich spiegelt meine Chakra-Blockade nur dieses Empfinden. Es ist weniger eine Angst vor dem wegfallenden Verdienst – schließlich wollte ich ja schon länger weg und viel lieber Mutter werden, und du verdienst ja mehr als genug für uns beide – als die lieblose und kalte Art, mit der meine Mitarbeiter und ich von heute auf morgen vor die Tür gesetzt werden sollen! Aber das Zugpferd vergangener Tage ist lahm geworden, und statt in die verdiente Pension, wird es zum Abdecker geschafft. So ist der Zeitgeist!"

Roland nimmt seine Frau tröstend in den Arm und lädt sie, allen Unkenrufen zum Trotz, zum Abendessen ein.

„Lass uns einfach heute Abend unsere glückliche Beziehung feiern und darauf trinken, bald zu Dritt zu sein. Die Welt können wir nicht ändern, aber dafür sorgen, dass in unserem Nest der richtige Geist und eine gute Atmosphäre herrschen! Also mach dich hübsch. Ich warte solange und schaue mir die Nachrichten im Fernsehen an."

Ein inniger Kuss belohnt Roland für sein Mitgefühl und sein Verständnis. Dann verschwindet Carola, jetzt wieder fröhlich und gut gelaunt, im Badezimmer.

Nach einem langen Arbeitstag sitzt Roland Ende Februar noch an seinem Computer im Büro, als das Telefon klingelt. Brigitte Schuster ist am Apparat und berichtet ihm voller Begeisterung, dass bei der heutigen Nachuntersuchung in der Klinik kein Knoten in ihrer Brust mehr feststellbar war. Der erstaunte behandelnde Arzt habe ihr gesagt, dass er zwar nicht wisse, was sie zwischenzeitlich getan habe, sie aber auf jeden Fall damit fortfahren solle. Überschwänglich bedankt Brigitte sich noch einmal bei Ron, der über diesen Erfolg seiner Behandlung sehr erleichtert und glücklich ist, und im Stillen bedankt er sich bei Jadasa und seiner Frau für ihre Ermutigung und Unterstützung. Beschwingt beendet er dann seine Arbeit und fährt nach Hause. Carola ist an diesem Abend mit ihren Freundinnen unterwegs, und so nutzt er die Zeit, um ungestört zu meditieren und Kontakt mit Jadasa aufzunehmen. Roland zündet den Kamin im Wohnzimmer an, und ein Räucherstäbchen sowie eine sanfte Hintergrundmusik helfen ihm, sich zu entspannen. In einem bequemen Sessel vor dem flackernden Feuer sitzend, schließt er dann die Augen, atmet ein paar Mal tief ein und aus und ist, wie in seiner Therapie bei Werner Traugott, bald darauf in einen tranceähnlichen Zustand gefallen. Farbwolken kreisen vor seinem inneren Auge um einen hellen Mittelpunkt, aus dem heraus sich ihm die lichte Gestalt Jadasas nähert. In seiner Vorstellung umarmt er herzlich seine heutige Geistführerin und ehemalige Mutter seines mittelalterlichen Heilerlebens. Jadasa lächelt ihm fröhlich zu, und Ron spürt, wie ihn eine Welle von Sympathie und Zuneigung durchströmt.

„Auch ich freue mich über diesen Erfolg bei deiner ersten richtigen Patientin! Du siehst, wenn du es zulässt, kehren deine alten Fähigkeiten fast spielerisch wieder zu dir zurück. Du musst dich nur darauf einlassen, und alles andere geschieht mühelos und wie von selbst. Deshalb brauchst du auch keine Ausbildung und Initiation auf Erden mehr. Deine inneren Tore sind bereits geöffnet, und du schöpfst zukünftig aus deiner eigenen Quelle. Übung macht den Meister. So wirst du bald noch mehr Gelegenheit bekommen, dich zu erproben. Aber bei all dem wollen wir nicht vergessen, dass es auch gilt, den Alltag zu meistern. Carola und du, ihr erlebt jetzt, wie die beginnende Umwandlung zuerst die groben und äußeren Bereiche eurer Existenz berührt. Ich meine damit die zunehmend kritischer werdende Situation in eurem Wirtschafts- und Berufsleben. Dem rein gewinnorientierten und materiellen Denken der Menschen wird jetzt zunehmend ein Ende gesetzt. Wie damals, in der Wüste, bei Moses, haben sie sich aus Angst und falschem Sicherheitsdenken ein goldenes

Kalb gebaut und beten in Form des Geldes und der Wertpapiere einen trügerischen Götzen an. Die Menschen vertrauen nicht mehr Gott, sondern suchen ihr Heil in persönlichem Wohlstand und ausuferndem Luxus. Nicht nur die Bank- und Versicherungspaläste, sondern auch immer mehr Luxushotels wachsen in den Himmel. So kostet eine einzige Übernachtung in einer der Suiten dieser riesigen Herbergen so viel, wie etliche Menschen auf Erden in Jahren trotz härtester Arbeit nicht verdienen können. Während die einen ihre Gaumen bei immer erleseneren Speisen verwöhnen, haben die anderen nicht das Geld, sich zu kleiden und ihre hungernden Kinder zu ernähren. So kann und darf es nicht weitergehen! Die Vereinigten Staaten, als führende Nation und Vorbild dieser Zeit, trifft es als Erste. Gier und ein Leben auf Pump werden dazu führen, dass die USA, die so weit abgerückt sind von den Idealen ihrer Gründerväter, die Konsequenzen aus ihren Fehlern erfahren und erleiden müssen. In eurer vernetzten Zeit greift dann diese Entwicklung schnell auf den Rest der Welt über. Die globale Entwicklung wird in Folge davon eine ganz andere sein, als die falschen Propheten in ihrem Wahn von den dauerhaft und unaufhaltsam wachsenden Märkten das vorhergesehen haben. Viele ahnen das kommende Unheil und flüchten bereits immer tiefer in die Materie, in der Hoffnung, dass sie das retten wird. Aber auch das verlockende Gold und die glitzernden Edelsteine werden zur rechten Zeit ihren Wert verlieren. Erinnert euch der mahnenden Prophezeiung der nordamerikanischen Indianer: „Erst wenn der letzte Baum gerodet, der letzte Fluss vergiftet, der letzte Fisch gefangen ist, werden die Menschen feststellen, dass man Geld nicht essen kann.“

Aber wie soll es dann weitergehen, wovon sollen wir leben, werden die Menschen fragen. Nun, die Lösung dafür zeichnet sich schon ab. Voraussetzung für die Rettung ist die Hinwendung zu Gott. Durch diese Haltung öffnet sich der Mensch der bevorstehenden Transformation. Wenn die Materie eurer Körper angehoben sein wird, wird euch zunehmend andere Speise nähren. Es gibt bereits seit einiger Zeit verkörperte Menschen, die sich nur von Licht und einer entsprechenden Geisteshaltung ernähren. Glaubt daran, dass dem, der guten Willens ist, auch die Hilfe Gottes zuteil wird. Wer inbrünstig glaubt und vertraut, muss nicht schon im Voraus wissen, wie dies im Einzelnen geschehen wird. Ihm reicht das Wort Gottes: „Sorge dich nicht. Ich sorge für dich!" Dies ist der Kern der Botschaft, die die von dir geschaute Geistergruppe in die Welt bringen soll. Dies ist die Hoffnung, die ihr in schwerer Zeit verbreiten sollt. Natürlich werden euch die meisten Menschen nicht glauben und euch sogar angreifen. „Wie kann Gott das zulassen?", wird ihre Hauptanklage lauten. Sie werden wieder einmal Gott verantwortlich machen für das, was sie selbst verursacht haben. Ihr aber sollt geschützt sein vor ihren Angriffen. So wird dir und deinen Mitstreitern nach und nach das alte magische Wissen wieder bewusst werden. Erinnere dich daran, wie du als Hakon von Donarsberg in der Lage warst, die Angreifer von eurem Heilerzentrum, dem Groothof, durch eine von dir magisch erzeugte Lichtbarriere abzuwehren, und wie deine heilende Hand und die Kraft deines Geistes in der Lage waren, das tote Kind wieder zum Leben zu erwecken. Also sei guten Mutes und grüße mir deine Frau, die mir schon seit damals, als Helena von Donarsberg, lieb und nah ist!"

Als Roland Alexander aus seiner Meditation erwacht, hört er, dass Carola gerade nach Hause zurückkehrt, und schmunzelt über das gute Timing von Jadasa. Dann macht er sich, wie nach den ersten Begegnungen mit seiner Geistführerin, daran, ihre Botschaften in seinem bei Werner Traugott begonnenen Therapiebuch einzutragen, das er anschließend immer Carola zum Lesen gibt, damit sie auf dem Laufenden ist, was seine innere Kommunikation betrifft.

In der folgenden Nacht macht Roland eine ihn zutiefst aufwühlende Erfahrung. Schon im Halbschlaf nimmt er plötzlich eine über ihm schwebende Lichtwolke wahr, die sich zu einem Gesicht verdichtet. Es sind die ihm vertrauten Züge des Engels Hanael, der sich ihm erst am Ende seines Lebens als Hakon von Donarsberg als sein ureigenstes Höheres Selbst zu erkennen gab. Fast springt Roland sein Herz vor Freude aus der Brust, als er wieder die wohlbekannte sonore Stimme vernimmt:

Ich bin der Geist, du mein Geschöpf in neuer Zeit.
Mein Wille verkörpert sich in dir, ist bald zu großen Taten bereit.
Oftmals bin ich so auf Erden gewandelt, diente dem Herrn und seinem Plan.
Damit sich erfüllt, was geschrieben steht und nicht gefallener Geister Wahn.
Das Leben entstammt ursprünglich den himmlischen Reichen,
und so muss die Finsternis schließlich dem Lichte weichen.
Zurückkehren soll der gefallene Sohn an deiner Hand,
und deshalb Jadasas und meine Appelle an dein Herz
und deinen Verstand,
dass dir als Mensch auch einsichtig ist,
was deine Aufgabe ist und deine Pflicht!
Und so sei auch gewiss: Dies ist kein Traum!
Dein Bewusstsein wandelt durch Zeit und Raum,
hat Anteil an dem, was man Heimholung nennt
und im Himmel als höchstes Werk der Liebe kennt.
Denn wahrlich, nur wenige sind zu dem Opfer bereit,
zu arbeiten im Weinberg des Herrn, in Raum und Zeit.
Zu folgen Christus, unserem Herrn,
denn seine Wiederkunft ist nicht mehr fern.
Sei gesegnet und bleibe im Licht,
Liebe sei dein Ziel und nicht der Gefallenen Gericht.

Die Worte Hanaels haben sich wie Feuer in seine Seele gebrannt, und so kann Roland Alexander sie am nächsten Morgen wortwörtlich in sein Tagebuch eintragen. Er muss die Botschaft selbst mehrfach lesen, um sie in ihrem vollen Umfang und ihrer Tragweite zu verstehen. Anschließend fühlt er sich gleichzeitig in den Himmel gehoben und von der angekündigten Verantwortung zu Boden gedrückt.

An diesem Morgen fällt es ihm nicht leicht, sich auf seine beruflichen Aufgaben zu konzentrieren. Frau Brandt, seine Sekretärin, leidet wieder unter einer ihrer Migräne-Attacken, doch wie beim letzten Mal gelingt es Roland, sie durch kurzes Handauflegen von ihren Schmerzen zu befreien. Das zu tun, wird immer selbstverständlicher für ihn; und in Umkehrung seines früheren Empfindens und seiner alten Sichtweise fällt ihm nun die Beschäftigung mit den Anforderungen seines Berufes immer schwerer. Vor dem Hintergrund dessen, was er zwischenzeitlich erlebt und erfahren hat, mangelt es ihm zunehmend an der rechten Motivation zur Bewältigung dessen, was die Firma von ihm erwartet und seine leitende Position von ihm fordert. In sein Grübeln hinein klingelt das Telefon, und sein direkter Vorgesetzter, der Vorstand für Technik, der bald in Pension gehen und dessen Nachfolger Roland werden soll, informiert ihn aufgeregt darüber, dass Rons oberster Chef und Förderer zusammengebrochen und bewusstlos ins Krankenhaus eingeliefert worden sei. Der Mitfünfziger Dr. Rainer Franken ist Repräsentant der Familie, die die Aktienmehrheit der VENTA AG besitzt, und Vorsitzender des Vorstandes. Schon lange kursieren Gerüchte in der Firma, dass es um seine Gesundheit nicht zum Besten steht. Bisher hat Roland dem keine Aufmerksamkeit geschenkt und muss nun hören, dass die Ärzte einen Schlaganfall diagnostiziert haben und schwere Folgeschäden befürchten. Durchblutungsstörungen wären für den Hirnschlag verantwortlich, und Roland Alexander erinnert sich, dass sein heutiger Förderer bereits damals, als Pate von Hakon von Donarsberg und Bischof von Metz, an einer gefährlichen Gefäßerkrankung gelitten hat. Als Hakon hatte er seinerzeit die daraus resultierenden offenen Wunden an den Beinen wundersam heilen können und war daraufhin von der Inquisition argwöhnisch beobachtet und hinter seinem Rücken als mit teuflischen Mächten im Bunde denunziert und später verfolgt worden. Roland Alexander schüttelt sich bei dieser Erinnerung und ist froh, in der Neuzeit zu leben und nicht mehr als Hexer auf einem Scheiterhaufen landen zu können.

Seit Eintritt in die Firma hat es auch häufiger private Kontakte zu Dr. Franken und seiner Frau Heidrun gegeben, und zwischen ihr und Carola hat sich über die Jahre eine fast freundschaftliche Beziehung entwickelt. Ron ruft deshalb seine Frau in ihrer Firma an und informiert sie über diese schlimme neue Nachricht. Carola will erschrocken sobald wie möglich Kontakt zu Heidrun Franken aufnehmen, um aus erster Hand zu hören, wie es dem Kranken geht. Als Roland aufgelegt hat und weiter über seinen erkrankten Chef und sein Schicksal nachdenkt, erinnert er sich plötzlich daran, in dem Tagebuch eines Heilers gelesen zu haben, dass Erkrankungen des Gehirns auch Ausdruck einer Blockade im Denken seien. Der Betreffende könne gedanklich ein ihn sehr beschäftigendes Thema nicht loslassen. Er „hirnt" ununterbrochen, befindet sich in einer „Gedankenschleife", ohne in seinem Denken zu einer praktikablen Lösung zu kommen. Dem seelischen Druck folgt der physische im Gefäßsystem, das irgendwann überfordert nachgibt und an der schwächsten Stelle platzt. Wenn Roland nun an die vielen Marathon-Sitzungen zur Bewältigung der Auswirkungen der sich abzeichnenden Finanz- und Absatzkrise in der Firma denkt, glaubt er, die Ursache für die Krankheit seines Chefs erkannt zu haben. Die Frage, wie es nun in seiner Firma weitergehen soll, beschäftigt ihn den ganzen Tag; und nach einer weiteren Krisensitzung, diesmal darüber, wie die dringlichsten Aufgaben von Dr. Franken bis zu seiner hoffentlich baldigen Rückkehr auf die leitenden Mitarbeiter verteilt werden können, fährt er gestresst und müde nach Hause.

Carola ist bereits da und berichtet ihm von ihrem Telefongespräch mit Heidrun Franken, die ihr geschockt und unter Tränen berichtet habe, dass ihr Mann seit gestern im Koma läge und die Ärzte uneins über die weiteren Aussichten seien. Von möglicherweise irreparablen Hirnschäden und bleibenden Behinderungen sei die Rede, und man habe ihr nur wenig Hoffnung auf vollständige Genesung gemacht. Auf jeden Fall werde ihr Mann über Monate hinaus in der Klinik bleiben und sich anschließend, je nach Schwere der Schädigungen, noch einer langwierigen Rehabilitation unterwerfen müssen. Carola habe ihr versprochen, am Wochenende die am Boden zerstörte Freundin zu besuchen, damit sie mit jemand Befreundetem über alles sprechen könne und um sie zu trösten und Hilfe in dieser schweren Zeit anzubieten. Carola zögert, bevor sie Ron gesteht, was ihrer Meinung nach der Frau seines Förderers in dieser Situation am meisten helfen könne.

„Ein Funken Hoffnung, dass alles wieder gut wird, würde Heidrun wohl im Augenblick am meisten helfen!"

Roland Alexander schaut seine Frau verständnislos und fragend an. Carola seufzt und sagt dann ernst und mit Nachdruck: „Meinst du nicht, dass es jetzt an der Zeit ist, deinem beruflichen Umfeld gegenüber die Karten auf den Tisch zu legen und gleichzeitig einem dir wichtigen Menschen in seiner Not zu helfen und alle Bedenken zurückzustellen?"

Jetzt dämmert es Roland, was seine Frau von ihm will. Er verdreht die Augen, bläst die Backen auf und stöhnt dann: „Mein Gott, Carola, weißt du eigentlich, was du da von mir verlangst? Dann gibt es wirklich kein Zurück mehr. Die Katze ist aus dem Sack, und ich stehe vor aller Welt als obskure Gestalt da. Und was ist, wenn Heidrun nur die Hände über dem Kopf zusammenschlägt und dich und mich für verrückt erklärt. Gerade jetzt, wo du wahrscheinlich deinen Job verlierst, brauchen wir meinen um so dringender. Wir können es uns einfach nicht leisten, das alles aufs Spiel zu setzen. Es ist ja nicht so, dass ich noch an meinen

Möglichkeiten zweifeln würde, aber das ist hier nicht die Frage. Das Problem ist, dass – und das kann ich gut nachvollziehen – die meisten anderen das weder glauben noch akzeptieren können. Und was ist dann? Sie werden, wenn ich mich geoutet habe, in der Firma hinter meinem Rücken tuscheln und sich über mich lustig machen! Hohn und Spott werde ich ernten und froh sein können, wenn sie mich nicht feuern!" Roland hat sich in Rage geredet und stapft wütend durchs Zimmer.

Carola bleibt gelassen und redet weiter ruhig auf ihn ein: „Wenn du nur ein wenig Vertrauen hast und dich an die Worte erinnern lässt, die du selbst als verlässliche Botschaften in dein Tagebuch eingetragen hast, dann hast du keine Wahl! Du musst das Risiko eingehen und deinen Glauben durch die Tat beweisen! Darüber hinaus glaube ich, dass Heidrun nach jedem Hoffnung schenkenden Strohhalm greifen wird, den man ihr reicht. Zugegeben, der Brustkrebs meiner Freundin Brigitte hat dich nicht in die Öffentlichkeit gezwungen, alles ist schön im Geheimen und Verborgenen geblieben. Jetzt aber gilt es, auch in der Öffentlichkeit zu dir und deinem neuen Weg zu stehen. Und bitte, stelle dir doch nur einmal vor, es würde dir gelingen, Dr. Franken entscheidend zu helfen. Glaubst du nicht, dass das alle Spötter und Kritiker ein für allemal zum Schweigen bringen würde. Wie würde wohl seine Familie, die Eigner der Firma, reagieren? Glaubst du, sie feuern dich aus Dankbarkeit?"

Die Ungeduld und Ironie in Carolas Stimme ist unüberhörbar, und etwas beschämt muss sich Roland eingestehen, dass sie recht hat. Er wird sich auch bewusst, wie wichtig es für ihn ist, was seine Umgebung von ihm denkt und für was sie ihn hält.

Plötzlich wird ihm klar, dass ihm eigentlich die Wertschätzung Carolas, Jadasas und Hanaels viel mehr bedeutet, als die fragwürdige Akzeptanz seiner Kollegen und die Beifallskundgebungen der Schmeichler und von ihm Abhängigen. Ergeben nickt er seiner Frau zu.

„Okay, du hast ja recht! Ich war gerade ein wenig feige. Aber so bloßgestellt in aller Öffentlichkeit zu stehen, daran muss ich mich erst gewöhnen. Sprich du mit Heidrun. Du bist die diplomatischere von uns beiden. Wenn sie will, dass ich ihrem Mann zu helfen versuche, soll es an mir nicht scheitern!"

Carola nimmt Roland dankbar in den Arm, und beide bereiten in wiedergefundener Harmonie ihr Abendessen zu.

Tags darauf muss Roland wieder mehrere Tage in die USA fliegen. Dort bietet sich ihm überraschend die Gelegenheit, den jungen Senator Barack Obama bei einem seiner Wahlkampfauftritte in Detroit zu erleben. Der Wahlkampf um das Präsidentenamt nimmt in diesen ersten Wochen des Jahres 2008 mit den Vorwahlen an Fahrt auf, und Ron ist angenehm überrascht von der überzeugenden Persönlichkeit des Kandidaten und seinen Argumenten. Bisher hielt er unter den demokratischen Bewerbern Hillary Clinton für die geeignetere Kandidatin. Nun sind ihm Zweifel gekommen, ob das Land und darüber hinaus die ganze Welt statt verbrauchter Methoden des alten Establishments nicht dringender neue und visionäre Ideen einer unverbrauchten Persönlichkeit benötigt. Zumindest die jungen Amerikaner scheinen dieser Ansicht zu sein, und Obamas Slogan „Yes we can" findet in ihren Kreisen offenbar begeisterten Zuspruch. Aber wird ein farbiger Präsident nicht das Land spalten? Und kann ein Einzelner die vielfältigen Hoffnungen, die zunehmend auf ihm ruhen, auch nur im Ansatz erfüllen? Roland Alexander möchte nicht in der Haut Obamas oder eines der anderen Kandidaten stecken, zu schwierig scheinen ihm die auf die USA zukommenden Probleme zu sein. Der nun häufig zu hörende Vergleich Obamas mit dem legendären Präsidenten J.F. Kennedy ist zwar schmeichelhaft, aber hoffentlich erwartet den möglicherweise ersten afroamerikanischen Präsidenten nicht am Ende das gleiche tragische Schicksal. Falls er es schaffen sollte, welche Rolle ist ihm bei den kommenden Ereignissen zugedacht? Roland sieht und interpretiert aktuelle Ereignisse zunehmend unter dem Eindruck der ihm von Jadasa und Hanael übermittelten Informationen bezüglich der Zukunft dieses Planeten.

An diesem Abend, Anfang März 2008, sitzt er entspannt noch zu einem Schlummertrunk in der Bar seines Hotels und kommt dabei mit einem weißhaarigen älteren und sehr seriös wirkenden Herrn dunkler Hautfarbe ins Gespräch. Über die allgemeine Lage und die Aussichten in Amerika und Europa ist man sich bald einig. Dann gibt sich sein Gesprächspartner als bekannter Parapsychologe und Astrologe zu erkennen und übergibt ihm seine Visitenkarte. Roland lässt daraufhin gegenüber Dr. José Varga vorsichtig durchblicken, dass ihm esoterische Themen auch als Physiker und Manager nicht fremd sind. Das Gespräch bekommt nun eine ganz andere Wendung, und bald sieht sich der verblüffte Deutsche mit der Aussage des Amerikaners kubanischer Abstammung konfrontiert, dass die Welt bis zur Wintersonnenwende 2012 auf ein dramatisches Datum zusteuere. Die Tibeter, die alten Ägypter sowie die Cherokee- und Hopi-Indianer bezögen sich in ihren uralten Glaubenssystemen und Zeitrechnungen auf einen 26.000 Jahre dauernden Zyklus – und der endet am 21.12.2012. Weiter berichtet der Astrologe, dass zu diesem Zeitpunkt eine äußerst seltene astronomische Konstellation stattfinde, denn die Sonne stünde in Konjunktion zu der gesamten Milchstraße. Der berühmte Maya-Kalender ende zu diesem Datum, und viele Interpreten würden damit den Übergang in ein neues Zeitalter und in eine neue Welt verbinden.

Roland hat an diesem Abend mit allem gerechnet, nur nicht damit, in einer profanen Hotelbar quasi die Bestätigung seiner ihm inzwischen so wichtigen spirituellen Botschaften durch einen bis dato Unbekannten zu erhalten. Als er sich nach einer weiteren Stunde intensivsten Gedankenaustauschs beeindruckt von seinem neuen Bekannten verabschiedet, verabredet man, in

Kontakt zu bleiben und ein mögliches Treffen anlässlich einer Vortragsreihe ins Auge zu fassen, die Dr. Varga Ende des Jahres auch nach Deutschland führen wird. In dieser Nacht hat Roland Alexander in seinem Hotelbett anfangs Mühe, Schlaf zu finden. Zu sehr haben ihn das Gespräch und die Informationen Dr. Vargas erregt. Als er endlich eingeschlafen ist, verfolgen ihn im Traum Bilder von tragischen Ereignissen um Barack Obama, die sich mit Schreckensvisionen einer apokalyptischen Zeit abwechseln. Schweißgebadet wacht er auf und wäscht sich im Bad mit kaltem Wasser das Gesicht. An Schlaf ist im Moment nicht mehr zu denken, und so beschließt Roland, die Zeit zu nutzen, um in einer entspannenden Meditation Kontakt mit Jadasa aufzunehmen.

Es dauert eine Weile, bis er seine Mitte gefunden hat und die Gestalt seiner Geistführerin vor seinem inneren Auge auftaucht. Wieder überflutet ihn eine Welle von Sympathie und Mitgefühl, und Ron badet genüsslich, wie seinerzeit Hakon, in dieser mütterlichen Zuwendung.

„Hallo, mein Lieber, hast du wirklich das Gefühl, dass dich die aktuellen Ereignisse in deinem Leben überrollen? Nun, du wirst dich daran gewöhnen müssen, dass, je näher die Metamorphose von Mutter Erde und ihrer Kinder kommt, die Dinge sich immer mehr beschleunigen werden. Natürlich ist deine Begegnung mit Dr. Varga kein Zufall. Auch er ist eines der Lichtkinder, die angetreten sind, um den kommenden Prozess hilfreich zu begleiten. Jeder von euch tut es auf seine Weise, ist ein Puzzleteil in einem großen Plan. Ab und zu werdet ihr zusammengeführt, damit euch klar wird, dass ihr nicht allein seid in eurem Bemühen, dem neuen Bewusstsein seine Wege zu bahnen. Überall auf diesem Planeten vollbringen die Arbeiter im Weinberg des Herrn ihr Werk. Sie verstecken sich hinter den unterschiedlichsten Masken, sind Politiker, Soldaten, Hausfrauen und einfache Arbeiter. Zur rechten Zeit werdet ihr euch an den Orten und Situationen wiederfinden, die eurer jeweiligen Aufgabe entsprechen. Vertraue einfach auf deine innere Führung und sei dir stets bewusst, dass du mit deinen Jenseitskontakten gegenüber vielen deiner Mitstreiter bevorzugt bist. Deshalb erwarten wir auch viel von dir. Als Nächstes kommt nun deine Arbeit mit deinem ehemaligen Paten auf dich zu. Dieser erste öffentliche Auftritt als Geistheiler hat eine wichtige Bedeutung für deinen weiteren Weg. Es wird nicht einfach werden, und du wirst Geduld, Ausdauer und Standfestigkeit mitbringen müssen. Aber sei guten Mutes, wir werden dich wie immer unterstützen. So, das reicht für heute. Dein Körper ist erschöpft und bedarf der Erholung. Ich werde dir helfen, einen tiefen Schlaf zu finden. Der Segen Gottes sei mit dir!"

Als Roland am nächsten Morgen erwacht, fühlt er sich frisch, erholt und so unternehmungslustig wie schon lange nicht mehr. Seine letzten Gespräche mit neu angeworbenen Mitarbeitern des neuen Zweigwerks verlaufen sehr erfreulich und machen Hoffnung auf eine spätere gute Zusammenarbeit. Gut gelaunt und voller Elan lässt sich Ron dann zum Flugplatz fahren. Er reist in der bequemen Business Class und freut sich schon auf den guten Service und einen unterhaltsamen Film während des langen Fluges. Zu seiner freudigen Überraschung sitzt ein alter Freund aus gemeinsamen Studientagen direkt neben ihm, den er berufsbedingt in den letzten Jahren etwas aus den Augen verloren hat. Ralph Vogtländer hatte damals das Physikstudium mit „Summa cum laude" abgeschlossen und war direkt von der Uni weg von einem führenden Univeritätsinstitut in eine leitende Position der Grundlagenforschung berufen worden. Sofort sind beide Freunde in einen intensiven Austausch über ihr Leben seit ihrer letzten Begegnung vertieft, und so erfährt Roland, dass Ralph zur Zeit in leitender Funktion bei CERN arbeitet, dem weltgrößten Teilchenbeschleuniger in der Nähe von Genf, der im Herbst dieses Jahres in Betrieb genommen werden soll. Interessiert und fasziniert lässt sich Ron von den Zielen und Hoffnungen der Forscher berichten, die sie mit den Experimenten, die so erstmalig durchgeführt werden können, verbinden. Roland hat zwar mit der theoretischen Physik und insbesondere der Erforschung der kleinsten Teilchen der Materie, denen in seinem Studium einmal sein Hauptinteresse galt, inzwischen wenig zu tun, ist aber durch Fachzeitschriften ausreichend informiert, um den fachspezifischen Erklärungen Ralph Vogtländers, der inzwischen zum Professor berufen wurde, folgen zu können. Bei einer so angeregten Unterhaltung vergeht die Zeit sprichwörtlich wie im Fluge, und beim Abschied in Frankfurt versprechen sich die Zwei, diesmal nicht so viel Zeit bis zu ihrem nächsten Treffen verstreichen zu lassen. Keiner von beiden ahnt, dass dieses zukünftige Treffen unter ganz anderen Vorzeichen stehen wird.

Carola begrüßt den Heimkehrer mit einer zärtlichen Umarmung und überrascht ihn mit seinem Leibgericht. Anschließend setzen sie sich vor den Kamin im Wohnzimmer, und Roland muss ihr alles haargenau erzählen, was er in den Vereinigten Staaten erlebt hat. Dann berichtet ihm Carola von ihrem Besuch bei der Frau seines kranken Chefs. Heidrun Franken sei in sehr schlechter Verfassung, und auch im Befinden ihres Mannes gäbe es keine Veränderung. Obwohl die wichtigsten Vitalfunktionen in Ordnung wären, läge er noch immer in tiefer Bewusstlosigkeit, und die Ärzte könnten keine verlässliche Aussage darüber machen, wie lange dieser Zustand noch anhalte. Carola habe sich vorsichtig vorgetastet und ihr nur im Groben von der überraschenden Entwicklung in Rolands Leben und seinen ersten Heilerfolgen berichtet. Heidrun sei sehr erstaunt gewesen, habe aber Carolas Vorschlag, ihren Mann von Roland behandeln zu lassen, offen gegenübergestanden und alles begrüßt, was dem Kranken irgendwie helfen könne. Dr. Rainer Franken sei zwischenzeitlich von der Intensivstation auf ein Privatzimmer verlegt worden, und somit sei auch Gelegenheit gegeben, ihn unbeobachtet und in Ruhe zu behandeln. Heidrun wäre gern bei der ersten Behandlung dabei und hat deshalb den kommenden Sonntagnachmittag vorgeschlagen. Roland ist einverstanden, und so hat er noch ein wenig Zeit, sich auf seine neue Rolle gegenüber seinem Arbeitgeber einzustellen. Die Arbeit im Büro, die unerledigten Vorgänge und Akten, die während seiner USA-Reise liegengeblieben sind, türmen sich auf seinem Schreibtisch, und so hat Roland vor dem Wochenende tagsüber gar keine Zeit und Gelegenheit, sich um die spirituelle Seite seiner Persönlichkeit zu kümmern. Auch nachts schläft er traumlos, tief und ohne Jenseitskontakte. Fast scheint es ihm wie die Ruhe vor dem Sturm.

An diesem Sonntagnachmittag im März läuft er auf dem Klinikflur vor dem Zimmer von Dr. Franken dem diensthabenden Oberarzt Dr. Schneider über den Weg. Man kennt sich flüchtig aus dem Fitness-Center. Jetzt ist Roland die Begegnung unangenehm, und nach ein paar oberflächlichen Floskeln verabschiedet er sich schnell und betritt das Krankenzimmer. Der Kranke liegt reglos und bleich im Bett, ist an ein Beatmungsgerät und an diverse andere Kontrollgeräte angeschlossen. Heidrun Franken sitzt zusammengesunken in einem Sessel neben dem Fenster. Langsam und müde erhebt sie sich, und Roland nimmt sie einfach wortlos in die Arme. Als sie wieder Platz genommen hat, holt er sich einen Stuhl, setzt sich ihr gegenüber und erklärt ihr leise und mit knappen Worten, was er von Werner Traugott gehört und aus den Büchern gelernt hat und nun anwenden will.

Heidrun Franken hört ihm ruhig zu und meint dann nur: „Auch wenn ich nicht alles verstanden habe, weiß ich, dass Rainer dich von Anfang an mochte und dir vertraute. Das werde ich jetzt auch tun, und wir wollen hoffen, dass deine Behandlung wirkt. Ich erwarte keine Wunder und schnellen Ergebnisse, aber alles, was meinem Mann jetzt helfen kann, soll auch getan werden. Ich habe vorab mit dem Chefarzt gesprochen. Der war zwar nicht sonderlich begeistert darüber, einen Geistheiler im Haus zu haben, hat aber keine Einwände erhoben." Und leicht ironisch und mit einem feinen Lächeln fügt Heidrun noch hinzu: „Die Tatsache, dass die VENTA AG vor kurzem eine große Spende für die neu gegründete Kinderabteilung der Kardiologie getätigt hat, wird ihn gnädig gestimmt haben!" Jetzt muss auch Roland lachen.

Er tritt an das Bett und konzentriert sich nun ganz auf seinen neuen Patienten. Über den Bewusstlosen gebeugt, überprüft Roland zuerst den Energiefluss im System und die Drehrichtung der Chakras. Schnell stellt er fest, dass sowohl das Stirn-Chakra als auch die rechte Hirnhemisphäre des Kranken blockiert sind, und erinnert sich noch einmal an die Bedeutung dieser Signale. In gewisser Weise hat der Patient „ein Brett vor dem Kopf" und ist in seinem Denken blockiert. Die rechte Hirnhälfte steuert die linke Körperseite, dort ist die Gefäßproblematik und die Einblutung und deshalb auch die schwachen Lähmungserscheinungen und leichten Verzerrungen im Bereich des linken Augenlids und Mundwinkels von Dr. Franken. Ob weitere Ausfälle in der linken Körperseite vorhanden sind, kann man erst durch entsprechende Tests nach dem Aufwachen des Patienten sicher feststellen. Der Energiefluss in den vier unteren Chakras ist kraftvoll, lediglich die beiden restlichen Kopf-Chakras über dem Kehlkopf und dem Scheitel sind sehr schwach. Roland Alexander beginnt, nachdem er die Blockaden beseitigt hat, über die Füße von Dr. Franken Licht in den Körper einströmen zu lassen. Nach wenigen Minuten beobachten er und die gespannt zuschauende Ehefrau des Kranken, wie es zu Zuckungen im Bereich der Oberschenkel und unkontrollierten Bewegungen der Hände kommt. Roland erklärt Heidrun, dass es sich dabei um Stresslösungen handelt, ein positives Signal dafür, dass der Körper des Koma-Patienten auf seine Energie reagiert. Nach weiteren zwanzig Minuten beendet Ron die Therapie, und der Heiler wie die Ehefrau haben den deutlichen Eindruck, dass das Gesicht des Kranken wesentlich entspannter ist und auch frischer wirkt. Beiden ist klar, dass für den Augenblick nicht mehr zu erwarten ist, und Roland verspricht zum Abschied, am nächsten Abend nach Dienstschluss wiederzukommen. In der darauffolgenden Woche gibt es keine signifikanten Veränderungen im Zustand des Patienten. Der Kranke nimmt die Energieübertragung jedesmal gut an, und neue Chakra-Blockaden treten nicht auf. Während der vierten Behandlung kommt es plötzlich zu unwillkürlichen Bewegungen beider Füße, ein Zeichen dafür, dass es höchstwahrscheinlich keine Lähmungen im Bewegungsapparat von Dr. Franken gibt. Der große Durchbruch kommt aber am Ende der zweiten Woche seit Beginn der Behandlung durch den Geistheiler.

Als Roland an diesem Freitagnachmittag eintrifft, sind Heidrun und Carola, die ihre Freundin erstmals begleitet, bereits bei dem Kranken. Der Heiler beginnt wie üblich mit der Energieübertragung durch die Füße und ist mit geschlossenen Augen ganz auf den für ihn fühlbaren Lichtfluss konzentriert, als Heidrun plötzlich aufschreit: „Schaut doch! Er bewegt die Augen!"

Tatsächlich macht es den Eindruck, als versuche der Kranke, die Augen zu öffnen. Roland stellt sich hinter Dr. Franken, legt beide Hände an seine Schläfen und gibt verstärkt Energie in den Kopf des Patienten. Seine Hände werden durch den starken Lichtfluss ganz heiß, und der Heiler spürt, wie der Kranke erstmals leicht den Kopf hin und her bewegt. Alle drei können sehen, wie Dr. Franken angestrengt versucht, die Lider zu heben. In diesem Moment kommt überraschend Oberarzt Dr. Schneider, der inzwischen von seinem Chef über die Rolle von Roland und sein Bemühen ins Bild gesetzt wurde, ins Zimmer, erfasst mit einem Blick die Lage und bleibt fasziniert und beobachtend am Fußende des Bettes stehen. Roland lässt sich nicht stören und macht weiter mit seiner Energieübertragung. Langsam gelingt es Dr. Franken, die Lider ein wenig zu heben, und ein leises Stöhnen kommt über seine Lippen. Die beiden Frauen liegen sich in den Armen, und Heidrun weint vor Glück.

Dr. Schneider ist neben das Bett getreten und ruft den Kranken mehrmals laut beim Namen. Nach mehreren Versuchen reagiert Dr. Franken deutlich durch Hinwendung des Kopfes. Anerkennend nickt der Arzt dem Heiler zu. „Sie haben es offensichtlich geschafft! Auch die Geräte zeigen es jetzt an. Unser Patient ist wieder da! Alles weitere ist eine Frage der Zeit. Meinen Glückwunsch, gnädige Frau!“

Der Oberarzt verlässt eilig den Raum, um alles Notwendige zur Unterstützung und Stabilisierung des Erwachenden in die Wege zu leiten. Heidrun hat sich über ihren Mann gebeugt und küsst und streichelt abwechselnd sein Gesicht, während sie zärtlich seinen Namen ruft. Leise verlassen Roland und Carola das Zimmer, um die beiden in diesem glücklichen Moment wiedergefundener Zweisamkeit allein zu lassen.

Draußen auf dem Flur nimmt Carola ihren Mann spontan in den Arm. „Herzlichen Glückwunsch auch dir! Ich bin ja so froh und stolz über deinen Erfolg. Das müssen wir heute Abend unbedingt feiern.“ Herzhaft küsst sie ihren Mann auf den Mund.

Nach seiner Rückkehr ins Krankenzimmer, bedankt sich Heidrun überschwänglich bei Roland. Nachdem der Oberarzt und der herbeigerufene Anästhesist von Seiten der Medizin alles Notwendige getan haben, hat der Kranke inzwischen wieder die Augen geschlossen und schläft seiner Genesung entgegen. Vorsorglich macht der Heiler Heidrun klar, dass bis zur vollständigen Heilung noch einige Sitzungen nötig sind. Sie will noch eine Weile bei ihrem Mann bleiben, und so verabschieden sich Roland und Carola und verlassen gut gelaunt und fröhlich die Klinik.

Die Genesung von Dr. Franken macht von da an langsame, aber stetige Fortschritte. Die anfängliche Lähmung im Gesicht und die damit verbundenen Sprachstörungen bauen sich auch mit Hilfe einer Logopädin immer mehr ab. Roland geht die ersten Wochen nach dem Aufwachen seines Patienten noch regelmäßig zweimal die Woche zur Behandlung in die Klinik. Die Dankbarkeit von Dr. Franken, den seine Frau inzwischen über die bedeutende Rolle, die Roland bei seiner Rückholung spielte, informiert hat, ist groß, und der Heiler spürt, dass sich in der Beziehung zwischen ihnen beiden etwas Entscheidendes verändert hat. In dem Maße, wie der Kranke wieder sprechen kann, fragt er Ron, wie und was ihn von einem Manager zu einem Heiler gemacht habe. Roland steht Rede und Antwort, lässt nichts aus und erzählt zum ersten Mal einem Außenstehenden ausführlich von allen seinen Prozessen und Erfahrungen des letzten Jahres. Er findet in seinem Gegenüber einen sehr interessierten Zuhörer und ist recht erstaunt zu vernehmen, dass Dr. Franken in seinem Urlaub schon an mehreren Meditationskursen teilgenommen und in diesem Rahmen auch schon von den Philippinischen Heilern und ihren Erfolgen gehört hat. Da alle Aufregung des Kranken vermieden werden soll, bleiben alle geschäftlichen Angelegenheiten und Probleme in ihren Gesprächen außen vor. Chefarzt und Oberarzt begegnen Roland Alexander, auch weil sie merken, wie wichtig diese paranormalen Behandlungen für Dr. Franken und seine außergewöhnlich schnellen Genesungsfortschritte sind, mit wachsendem Respekt und Anerkennung. Ende April 2008 kann der Genesene gegen alle anfänglichen Prognosen bereits die Klinik wieder verlassen und auf eigenen Beinen, wenn auch noch ein wenig unsicher, zu dem Wagen gehen, der ihn endlich nach Hause bringen soll.

Es dauert noch fast weitere anderthalb Monate, bis Dr. Franken nach einem zwischenzeitlichen Aufenthalt in einem bekannten Rehabilitationszentrum wieder in der Firma erscheint. Braun gebrannt und ohne äußerlich erkennbare Folgeschäden nimmt er wieder seine alte Arbeit mit neuem Elan auf. Niemand, der ihn so erlebt, würde glauben, dass er noch vor wenigen Monaten im tiefen Koma lag und seine Aussichten aus schulmedizinischer Sicht schlecht standen. Roland Alexanders Anteil an dieser erstaunlichen Entwicklung ist, dank seiner geschwätzigen Sekretärin, inzwischen in der ganzen Firma bekannt. Darüber hinaus preist Frau Brandt im Kreis ihrer Kolleginnen ihren Chef bei jeder passenden Gelegenheit als denjenigen, der sie bisher als Einziger vor ihren Migräne-Attacken retten kann. Aber alles in allem hält sich die besondere Aufmerksamkeit, die er jetzt von allen Seiten erfährt, in Grenzen, und entgegen seinen Befürchtungen ist es neben ein wenig Neid eher Staunen und Anerkennung statt Spott und Häme. Aber auch das legt sich mit der Zeit, und so kann Roland zu seiner Erleichterung wieder zu seiner normalen Tätigkeit und gewohnten Rolle im Unternehmen zurückkehren. Er und Carola sind jetzt häufiger Gast im Hause seines Chefs, und zwischen ihnen und ihren Gastgebern herrscht eine sehr ungezwungene und gleichberechtigte Atmosphäre. Häufiger sind es nun auch spirituelle Themen, die zur Sprache kommen, und nicht nur Geschäftliches oder die Weltwirtschaft und ihre Probleme. So vergeht der Frühling. Der Sommer kommt und mit ihm nehmen auch wieder Rolands Kontakte mit seinen jenseitigen Freunden zu.

6. Kapitel

Die Zeichen mehren sich

In diesem Jahr fliegen Carola und Roland Alexander ins sonnenverwöhnte Teneriffa in den Urlaub. In einem Clubhotel mit viel Sportmöglichkeiten wollen sie ihre Seele baumeln lassen und sich von der hinter ihnen liegenden stressreichen Zeit erholen. Das Zweigwerk bei Detroit hat inzwischen seine Arbeit aufgenommen, und Roland war es noch mit viel persönlichem Einsatz im letzten Moment gelungen, neue Abnehmer für ihre Produkte auf dem amerikanischen Markt zu finden. Jetzt hat er sich fest vorgenommen, in diesen kostbaren vierzehn Tagen alles Geschäftliche aus seinen Gedanken zu verbannen und sich ganz den sich bietenden Freuden auf dieser Insel hinzugeben. Unter anderem auch der Lektüre, zu deren Lesen er in den letzten Wochen nicht mehr gekommen ist. Dazu gehören neben Sport-Zeitschriften auch populärwissenschaftliche Magazine. Darunter ist auch die neueste Ausgabe von P.M. Schon der Titelaufmacher weckt schlagartig seine Aufmerksamkeit: „Wird ein schwarzes Loch die Welt verschlucken?“ Roland schlägt die entsprechenden Seiten im Magazin auf und liest: „Teilchenphysik – Gibt es ein Leben nach CERN?“ Roland erinnert sich sofort an die berufsbedingte Begeisterung seines Freundes Ralph Vogtländer auf dem damaligen Rückflug aus den USA, der bei CERN eine leitende Position innehat. Er liest gespannt weiter: „Am 21. Oktober wird in Genf ein Experiment gestartet, das alle Vorstellungskraft sprengt. Erstmals in der Menschheitsgeschichte sollen Schwarze Löcher erzeugt werden. Die Forscher schwärmen vom Beginn einer neuen Ära der Wissenschaft. Doch besorgte Stimmen warnen davor, dass unser ganzer Planet zerstört werden könnte."

Roland packt am Swimmingpool seines Hotels die Erregung, als er im weiteren Verlauf des Artikels neben anderen mahnenden Stimmen auch von den Warnungen des deutschen Biochemikers und Chaos-Theoretikers Professor Rössler erfährt. Der glaubt nachweisen zu können, dass die geplanten Experimente unter bestimmten Umständen den Weltuntergang auslösen könnten, wenn beim Zusammenprall der hochenergetischen Teilchen unter anderem langlebige schwarze Löcher entstehen. Sollte dies der Fall sein, würde nach seinen Berechnungen die gesamte Materie des Planeten Erde binnen eines Zeitraumes von fünfzig Monaten verschluckt und in Energie umgewandelt werden. Das Pro und Kontra, das dieser neue Teilchenbeschleuniger in der Schweiz in wissenschaftlichen Kreisen auslöst, wird detailliert beschrieben, und auch dass die Kritiker die Inbetriebnahme der Anlage per Gerichtsurteil verhindern wollen. Beim Überdenken des Artikels bleibt Rolands Aufmerksamkeit noch einmal an der Aussage Professor Rösslers über die fünfzig Monate hängen, und er rechnet schnell nach. Wenn der Teilchenbeschleuniger am 21. Oktober 2008 offiziell gestartet wird und man die fünfzig Monate hinzurechnet, kommt man exakt auf das Datum 21. Dezember 2012! Jetzt wird es Ron doch etwas mulmig zumute. Das ist genau das Datum, das ihm der Astrologe Dr. Varga in der Hotelbar in Detroit nannte, an dem unter anderem der Maya-Kalender abschließt und die alte Welt enden und in eine neue verwandelt werden oder, wie viele glauben, untergehen soll. Rolands Gedanken überschlagen sich. Zufall? Oder doch ein ernst zu nehmender Hinweis. Sollte die Menschheit auf diesem Weg davor gewarnt werden, Gott zu spielen? Was ist von alle dem zu halten? Noch einmal fällt sein Blick auf den Artikel, und fast kommt es ihm wie Hohn vor, als er dort liest: „Der Moment der Wahrheit naht. Am 21. Oktober werden Beethoven-Klänge

(„Freude schöner Götterfunken“) den feierlichen Akt für ein Weltereignis untermalen. Die einen sprechen von einem Wunder – die anderen vom Ende der Welt.“ Jetzt ist es mit Rolands beschaulicher Ruhe am Pool endgültig vorbei. Unerwartet haben ihn hier im Urlaub die Prophezeiungen Jadasas und Hanaels eingeholt. Ratlos und voller innerer Unruhe beschließt er, während Carola noch an einem Tennis-Match unter Frauen teilnimmt, nach oben ins Hotelzimmer zu gehen und Kontakt mit seiner Geistführerin aufzunehmen.

Roland hat große Mühe, seine Erregung zu zügeln und in den Entspannungszustand der Meditation zu kommen. Es gelingt ihm schließlich nach einer Weile, und wieder sieht er vor seinem inneren Auge Jadasa auf sich zukommen. Ihr Gesicht ist freundlich, aber ernst, und Ron empfindet ihre Gedankenschwingungen diesmal als drückend und schwer. „Ich grüße dich, mein Lieber. Es tut mir leid, dass deine unbeschwerte Urlaubsstimmung auf diese Weise getrübt wurde. Aber darauf kann leider keine Rücksicht genommen werden. Die Menschheit soll durch solche drastischen Hinweise auf mögliche Konsequenzen ihres Tuns aufgerüttelt werden. Niemand soll am Ende sagen können, er habe nichts gewusst. Bereits Goethe, in seinem Gedicht „Der Zauberlehrling“, hat die Menschen davor gewarnt, „Geister“ zu rufen, die sie dann nicht mehr loswerden, beziehungsweise Kräfte zu wecken, die dann ein nicht mehr korrigierbares Eigenleben entwickeln.

Nun haben die meisten von euch nie von CERN gehört. Sie sind nicht gefragt worden und haben auch sonst keinen Anteil an diesen verwerflichen Experimenten. Allerdings gibt es nun neben einem persönlichen auch ein Nationen-Karma. Viele mussten in der Vergangenheit die Suppe auslöffeln, die wenige gekocht hatten. Lieber Roland, denke beispielsweise nur an die ursprünglich friedliche Atomforschung und die dann daraus entstandene Bombe, die später in Japan hunderttausenden Zivilisten das Leben kostete. Scheinbar unschuldig, waren sie am Ende trotzdem die Leidtragenden. Würdest du allerdings ihre Taten vergangener Leben kennen, könntest du begreifen, dass die heutigen Opfer die Täter von damals waren und ihr Karma nun den Ausgleich herstellt. Es gibt keinen Zufall, keine Willkür und keine Ungerechtigkeit in Gottes Schöpfung. Aber es gibt Gnade und Barmherzigkeit.

Auf Impulse aus dem Lichtreich hin versuchen zur Zeit viele verkörperte Lichtkinder durch Gebete und indem sie viel Licht und Liebe nach Genf und zu den dort agierenden Wissenschaftlern schicken, das Schlimmste zu verhindern. Du wirst erleben, sie werden Erfolg haben und zumindest den Beginn dieser Experimente hinauszögern können. CERN ist nur ein Beispiel von vielen dafür, wie der Mensch in die Natur eingreift und mit ihren Kräften spielt, ohne die Folgen zu überblicken. Eure Umweltverschmutzung und die daraus resultierende Erderwärmung bis hin zum Schmelzen der Pole und dem dadurch bedingten Anstieg des Meeresspiegels sind weitere Belege für das unverantwortliche und kurzsichtige Handeln der Menschen.

Aber für heute will ich es genug sein lassen. Du sollst dich durchaus in diesem Urlaub erholen und Kraft für deine zukünftigen Aufgaben sammeln. Allerdings werden die Erholungsphasen gegen Ende hin immer kürzer ausfallen. Ihr Lichtkinder werdet sehr gefordert werden und bis an eure Grenzen gehen müssen. Jetzt aber schicke ich dir den Frieden des Herrn und meine Liebe und mein Licht."

Roland erwacht aus seiner Meditation, und es fällt ihm auf, dass Jadasa immer seine unausgesprochenen Fragen beantwortet. Er nimmt sich vor, zukünftig mehr einen Dialog mit ihr zu führen. Nachdenklich geht er dann ins Bad, um vor dem Mittagsbuffet noch einmal zu duschen.

Im Herbst 2008 zeigen sich auch bei der VENTA AG die ersten Anzeichen des allgemeinen Konjunktureinbruchs. Bereits erteilte Aufträge werden gekürzt oder ganz gestrichen. Die Rechtsabteilung des Unternehmens bekommt zunehmend Arbeit, da immer mehr Kunden ihre Zahlungen verzögern oder gar ganz einstellen. Die schon durch die amerikanischen Investitionen angespannte Finanzlage wird von Tag zu Tag prekärer, und der Vorstand führt bereits mit der Gewerkschaft erste Gespräche, um demnächst einen Teil der Belegschaft zumindest in Kurzarbeit schicken zu können. Roland sieht sich vor die unangenehme Pflicht gestellt, Rainer Franken und seinem unmittelbaren Vorgesetzten Vorschläge für die Reduzierung der Mitarbeiter in der Produktion vorlegen zu müssen. Da er die meisten seiner Mitarbeiter inzwischen persönlich kennt, fällt es ihm nicht schwer sich vorzustellen, was das für den Einzelnen und seine Familie bedeutet, und beim Gang durch die Werkshallen begegnet ihm in diesen Tagen mancher ängstliche und fragende Blick. Carola hat zwar immer noch ihren Job, aber das Damokles-Schwert der Entlassung schwebt nach wie vor über ihr und ihren Kollegen.

Als Ron eines Abends müde und abgekämpft nach Hause kommt, empfängt ihn zu seiner Überraschung eine glücklich strahlende Ehefrau mit einem Glas Champagner in der Hand. Roland schaut Carola fragend an, aber die schüttelt nur schelmisch den Kopf und meint dann anerkennend: „Du bist wirklich ein guter Prophet!"

Und als er sie nur weiter verständnislos anblickt: „Aber, wie mir scheint, ein vergesslicher Prophet! Oder kannst du dich nicht mehr daran erinnern, wie du vor einiger Zeit mit mir auf unser Nest und ein zukünftiges Kücken darin angestoßen hast?"

Jetzt begreift Ron langsam, worauf Carola anspielt, und nimmt sie stürmisch in den Arm. „Wie fühlst du dich, mein Liebling? Geht es dir gut?"

Ein Teil des teuren Nass aus dem Champagner-Glas landet bei

einer weiteren heftigen Umarmung auf dem kostbaren Orientteppich im Wohnzimmer, aber das ist beiden im Moment total gleichgültig. Roland legt fürsorglich seinen Arm um die Schultern seiner Frau und die rechte Hand schützend auf ihren Bauch. Carola schüttelt lachend den Kopf. „Da wirst du wohl noch ein Weilchen warten müssen. Wie mir meine Frauenärztin heute mitteilte, bin ich gerade einmal in der sechsten Woche schwanger! Und selbst ein so großer Heiler wie du wird das durch Handauflegen nicht beschleunigen können."

Roland lacht erleichtert und freut sich riesig über diese gute Nachricht in der ansonsten schlechten Zeit.

„Ich würde jetzt gerne das Gesicht deines Chefs sehen, wenn Du ihm erzählst, dass du ein Kind erwartest, daher bald länger im Betrieb ausfällst und er dich trotz schlechter werdender Konjunktur deshalb nicht mehr entlassen kann!"

Carola prostet ihm nur schulterzuckend, aber wortlos zu, verzichtet jedoch wegen ihrer Schwangerschaft auf ein weiteres Glas Champagner und nimmt sich vor, bis zur Geburt keinen Alkohol mehr zu trinken. Roland allerdings leert im Laufe des Abends den Rest der Flasche, und je mehr sich der Pegel neigt, um so kühner und leidenschaftlicher werden seine Prognosen hinsichtlich der Schönheit des zu erwartenden Nachwuchses.

Aber es bleibt nicht bei dieser einen guten Nachricht für sie beide. Am Tage darauf ruft Dr. Franken Roland zu sich und eröffnet ihm, dass sein Chef, der Vorstand für Technik, bereits zum Jahresende aus persönlichen Gründen aus dem Unternehmen ausscheiden will und er, wie versprochen, die Nachfolge antreten soll. Ron weiß, dass sein Vorgesetzter sich altersbedingt in den letzten Monaten zunehmend dem Stress dieser turbulenten Zeit nicht mehr gewachsen fühlte und deshalb immer häufiger von seinem baldigen Ruhestand und dem zukünftigen Domizil auf Mallorca schwärmte. Roland ist nur überrascht, wie schnell das Ganze kommt, und ist sich nur zu sehr bewusst, dass damit auch bald die ganze Last der Verantwortung für diese Sparte der Firma auf seinen Schultern lasten wird. Andererseits freut er sich aber auch über diese neue Herausforderung und die enge Zusammenarbeit mit Dr. Franken. Trotz der krisenhaften Entwicklung steht letztlich die Firma gut da. Ihre Produkte sind weltweit gefragt, in einigen Bereichen ist man Marktführer, und auch die amerikanische Investition – da ist sich Roland Alexander sicher – wird bald aus den roten Zahlen kommen und schnell Gewinn abwerfen.

Die Schwangerschaft von Carola entwickelt sich normal. Nach einer anfänglichen Periode der Übelkeit geht es ihr jetzt ausgesprochen gut, und ihr Körper fängt an, sich auf die Mutterschaft vorzubereiten. Die Brüste werden voller, der Bauch beginnt sich sanft zu wölben, und ihr ganzes Wesen wird weicher. Carola freut sich auf die Zeit, wo sie sich ganz ihrem Kind widmen kann, und ist sich jetzt schon sicher, dass sie auch nach dem Mutterschaftsurlaub nicht wieder in ihre Firma zurückkehren wird. So vergehen die nächsten Wochen. Roland ist von seinen beruflichen Aufgaben im Vorfeld des Wechsels an die Unternehmensspitze gänzlich in Anspruch genommen, und Carola bereitet alles für den neuen Erdenbürger vor. Als Innenarchitektin fühlt sie sich besonders herausgefordert, ihrem Kind ein funktionales und kindgerechtes Umfeld zu schaffen, und hat dafür leichten Herzens ihren Yoga-Raum geopfert, der, neu gestrichen und möbliert, schon lange vor der Zeit auf die Ankunft seines ersehnten Bewohners wartet. Oft sitzt Carola in ruhigen Stunden im Kinderzimmer und versucht innerlich Kontakt zu dem heranwachsenden Wesen in sich aufzunehmen. Nach einigen Anläufen gelingt ihr das immer besser, und sie hat deutlich den Eindruck eines kleinen Mädchens mit langen schwarzen Haaren und blauen Augen, das ihr liebevoll zulächelt.

Am Ende eines sonnigen Oktobertages sitzen Carola und Roland nach dem Abendessen vor dem Fernseher und erfahren aus den Nachrichten, dass sich in Genf bei den ersten Probeläufen von CERN eine gravierende technische Panne ereignet hat, welche die Inbetriebnahme des Teilchenbeschleunigers auf Monate hinaus verzögern wird. Die beiden schauen sich vielsagend an und sind sich sicher, dass, wie von Jadasa angekündigt, die gemeinsamen Bemühungen der verkörperten Lichtkinder das verursacht haben. Es ist beruhigend für sie zu erleben, dass die Kraft der Gedanken eine so reale Wirkung hat, und beide schöpfen daraus Mut und die Gewissheit, dass sie und ihre Mitstreiter auch zukünftig drohenden Gefahren nicht hilflos ausgeliefert sind. Im weiteren Verlauf der Nachrichten wird von den riesigen finanziellen Schäden der letzten Tornado-Saison im Mittleren Westen der USA berichtet und davon, dass die Eismassen der Pole viel schneller schmelzen als ursprünglich erwartet. In den Wirtschaftsnachrichten wird von weiteren Konsequenzen aus der Immobilienkrise und drohenden Zusammenbrüchen von Banken gesprochen und davon, dass Staatsfonds aus dem Nahen Osten und Asien auf Einkaufstour in Europa und USA unterwegs sind, um die fallenden Aktienkurse namhafter Unternehmen zu nutzen. Da die neuesten Umfragen in Amerika den Präsidentschaftskandidaten Barack Obama inzwischen mit 53 % an der Spitze sehen, werden im Kommentar des Chefredakteurs des Senders die möglichen Auswirkungen der Wahl eines Farbigen auf Gesellschaft und Wirtschaft in den USA von allen Seiten beleuchtet. Trotz der scheinbar trockenen Fakten hat man den Eindruck, bei allen Argumenten einen Hauch von nicht greifbarer Angst vor dem Wandel zu spüren.

„Ich weiß nicht, ob ich mir das einbilde, aber die Nachrichten im Fernsehen und in der Zeitung bringen fast nur noch negative Berichte! Egal aus welcher Ecke unseres Globus kommend, zeichnen die Informationen ein immer düstereres Bild vom Zustand der Erde und ihrer Bevölkerung. Wenn ich da an das in meinem Bauch heranwachsende neue Leben und die vielen Kinder denke, sträubt sich in mir alles gegen diesen überall herrschenden

Pessimismus. Ich glaube, wir müssen viel mehr den Blick auf die Zeit nach dem Wandel richten und das uns gegebene Versprechen eines Goldenen Zeitalters nicht aus dem Blick verlieren!"

Carolas Erregung überrascht Roland und macht ihm bewusst, dass durch die Schwangerschaft seiner Frau sich auch ihr inneres Empfinden von einer gewissen Gleichgültigkeit und Resignation auf Hoffnung und Zuversicht umgestellt hat. Carolas Reaktion erinnert ihn daran, dass all die scheinbar negativen Ereignisse nur Ausdruck eines notwendigen Umbaues sind, damit zukünftige Generationen eine bessere Chance haben, ihrem spirituellen Auftrag als verkörperte Menschen zu folgen.

In der folgenden Nacht hat Roland wieder eine Begegnung mit seiner Geistführerin. Diesmal nimmt ihn Jadasa zu seiner Überraschung mit auf eine Reise durch den Kosmos. „Damit du bei den vielfältigen und dich gefangennehmenden Ereignissen auf Erden nicht den Überblick über das Große Ganze verlierst, wollen wir heute einmal gemeinsam einen Blick über den Gartenzaun deiner kleinen Welt werfen; denn bei aller Größe ist diese Erde doch nur ein winziger Ausschnitt aus einem unendlichen Bild. Für eure Wissenschaft ist in diesem Sonnensystem scheinbar nur euer Planet von höheren Wesen bewohnt. Aber das ist ein Irrtum! Das Problem dabei ist das dreidimensionale Bewusstsein der Menschen. Es nimmt nur einen winzigen Ausschnitt der Schöpfung, eben eure Dimension, wahr. Aber Physiker deiner Welt unterstellen bereits eine Multidimensionalität, um Phänomene in der subatomaren Welt zu erklären. Am besten du stellst dir die Schöpfung deshalb wie ein siebengeschossiges Haus vor, wobei jede Etage wieder sieben Unteretagen oder Zimmer hat. Die sieben Haupt-Chakras entlang deiner Wirbelsäule sind Tore zu diesen Lebensbereichen. Insgesamt gibt es vierundvierzig Ebenen der Existenz, was die Bibel die *Himmelsleiter* nennt, auf der die Engel – Repräsentanten der geistigen Schöpfung – herab und hinauf steigen. Von Gott geschaffene Wesen leben in allen Räumen dieses Gebäudes. Deshalb sagte Jesus: „Im Hause meines Vaters sind viele Wohnungen." Fliegst du nun mit einem Raumschiff zum Mars oder zur Venus, so wirst du dort trotzdem kein höheres Leben finden und an meinen Worten zweifeln. Könntest Du allerdings deine Schwingung anheben, würden dir höhere Ebenen der Existenz bewusst, und du träfest sehr wohl Menschenwesen auf den genannten Planeten. Allerdings auf der zweiten oder dritten Etage. Das heißt, in diesem Sonnensystem schwingt nur auf deiner Welt das Leben auf einem so niedrigen Niveau. Ihr seid die Erstklässler in einer mehrstufigen Schule. Die Sonne in dem jeweiligen System repräsentiert immer die höchste Klassenstufe, auf ihr schwingt das Leben mit Lichtgeschwindigkeit. Erinnere dich. Du weißt doch als Physiker, dass sich die Elementarteilchen der Materie nur mit halber Lichtgeschwindigkeit um ihre eigene Achse drehen. Wird nun diese Geschwindigkeit erhöht, was bald geschehen wird, dann spricht eure Esoterik von der bevorstehenden Anhebung dieser Erde. Das in der Materie gefangene Bewusstsein der verkörperten Menschen kann dadurch schneller schwingen und ihr kommt in die nächst höhere Klasse.

Wenn ich dir nun sage, dass auch die Sonne belebt ist, dann wirst du als Wissenschaftler wieder an meinen Worten zweifeln. Du hast doch gelernt, dass jede Sonne ein heißer Atomofen ist, auf dem es nicht einmal die Spur von Leben geben kann. Ich aber sage dir, dass auch die Sonne – wie jeder Planet – auf allen Ebenen existiert. Du kennst nur die unterste Etage und ihre Naturgesetze und weißt nichts über die höheren Dimensionen und ihre Rahmenbedingungen. So finden sich auf der vierten Etage der Sonne, die im Chakra-System deinem Herz-Zentrum entspricht, Wesen, deren Körper für dich scheinbar aus purem Licht bestehen. Und doch haben sie noch eine erkennbare menschliche Silhouette, eine subtile Körperform. Erst wenn der innewohnende Geist bei seiner Rückkehr in die Einheit noch höher in die rein geistigen Ebenen steigt, was den himmlischen Sphären entspricht, die durch eure drei Kopf-Chakras repräsentiert werden, verlässt er den Bereich der Formenwelten und tritt in die Seinswelten ein. Der Tropfen kehrt zurück ins Meer. Die Spaltung in Einzelwesen mit getrenntem Bewusstsein endet, und es herrscht wieder Einheitsbewusstsein, wie zu Beginn der Schöpfung vor dem Fall.

Natürlich ist das eine sehr grobe und vereinfachte Darstellung sehr komplexer Seinszustände. Aber ich will dir ja auch nur zum besseren Verständnis des Ganzen einen Überblick verschaffen. Nach deinem irdischen Tod wirst du dich an all das und vieles mehr aus dir selbst heraus erinnern."

Das findet Roland sehr tröstlich, hat er doch Mühe, den von Jadasa kommenden Gedankenbildern zu folgen. Die Flut der Informationen überschwemmt ihn schier, und er ist froh, dass seine Geistführerin in ihren Erzählungen eine Pause macht. Doch dann fällt ihm eine Frage ein, die ihn schon die ganze Zeit beschäftigt.

„Was ich noch nicht verstehe, ist, warum diese Erde, dieses Sandkorn in einer riesigen Wüste, von so großer Bedeutung sein soll. Warum all diese Mühe. Wenn ein Staubkorn in meinem Zimmer fehlt oder hinzukommt, fällt mir das doch auch nicht auf. Und mehr scheint doch diese Erde, bezogen auf die Milliarden von Galaxien, nicht zu sein?"

Als Antwort auf seine Frage strömt eine neue Flut innerer Bilder auf ihn ein. Er nimmt das Bild eines Menschen wie durch ein Mikroskop wahr. Eine Fahrt ins Körperinnere beginnt, und er sieht zuerst die Organe. Das Bild kommt näher, wird detaillierter und er kann die einzelnen Zellen erkennen. Immer tiefer geht die Reise, bis auf die Ebene der Atome. Nun schwebt ein einzelnes Atom dieses Körpers vor seinem inneren Auge. Elektronen kreisen um den Atomkern, und plötzlich verwandelt sich das Ganze in ein im unendlichen All schwebendes Sonnensystem. Aus dem Atomkern wird die Sonne und aus den Elektronen die zwölf Planeten unseres Systems. Da versteht Roland, was Jadasa ihm so plastisch vermitteln will – und ihm stockt der Atem. Die Folgerungen aus dieser Demonstration sind unvorstellbar, geradezu ungeheuerlich!

„Wenn ich Deine Botschaft richtig verstanden habe, dann willst du mir vermitteln, dass nach dem Lehrsatz „Wie oben so unten, wie unten so oben" der Mikro- dem Makrokosmos entspricht. Du hast mir gezeigt, dass der Mensch auf der tiefsten Bausteinebene seines Körpers aus einer gigantischen Zahl von Atomen besteht. Dann hast du mir demonstriert, dass man die Atome des Mikrokosmos mit einem Sonnensystem im Makrokosmos vergleichen kann. Heißt das nun, dass viele Sonnensysteme, wie die Atome in meinem Körper, eine Zelle, eine Galaxis, bilden? Und wenn das so ist, bedeutet das, dass Aber-Milliarden Galaxien wie Zellen einen unendlich großen Körper bilden? Und ist das dann Gott?"

Die Antwort Jadasas kommt diesmal in Form der inneren Stimme. „Du hast die Bedeutung meiner Botschaft richtig verstanden. Auf der materiellen Ebene bilden alle Galaxien wie Zellen einen riesigen Körper, den kosmischen Menschen. Wenn du so willst, ist das diesem Menschen innewohnende Bewusstsein das, was ihr „Gott" nennt. Ihr lebt sozusagen in seinem Körper, seid Teil von ihm. Deshalb ist jedes auch noch so kleine Teil für ihn von Bedeutung und unterliegt seiner Ordnung. Wird diese Ordnung auch nur im Geringsten gestört, leidet das Ganze. Eine einzige kranke Nervenzelle in einem deiner Zähne, und du fühlst dich als ganze Person schlecht.

Aber gehen wir noch einen Schritt weiter. Neben diesem kosmischen Menschen gibt es andere, und auch sie leben wieder in einem noch größeren Menschen. Auch wenn es dir jetzt schwindelig wird, es gibt kein Ende in dieser Schöpfung, weder nach oben noch nach unten. Ende des 19. Jahrhunderts glaubte man noch, dass das Atom der kleinste unteilbare Baustein der Materie sei. Inzwischen hat die Physik die subatomare Ebene entdeckt und findet immer kleinere Teilchen. Da der Mensch in seiner Sphäre die Dinge endlich erlebt, fällt es ihm schwer anzunehmen, dass dies nicht generell so ist. Er projiziert seine Erfahrungen hoch, und nach seiner Vorstellung muss deshalb alles einen Anfang und ein Ende haben. Tatsächlich ähnelt alles, was ist, eher einem geschlossenen Kreis. Gleichgültig ob du von einem beliebig gewählten Kreispunkt aus vorwärts oder rückwärts gehst, du kommst immer wieder an den Ausgangspunkt, an den Ursprung zurück. In eurer Welt ist das Große bedeutender als das Kleine, ein Teil weniger wert als das Ganze. Im Geistigen ist das nicht so. Hier, in unserer Sphäre, ist das Teil Ausdruck des Ganzen und von seiner Bedeutung her gleichwertig. Dagegen sträubt sich euer gespaltenes Bewusstsein. Euer Denken unterscheidet und muss sich in der Dualität zwingend für einen Pol der Wirklichkeit entscheiden. Schon eure Sprache drückt diese Problematik aus. In „ent-scheiden" und „unter-scheiden" ist der Wortstamm „scheiden" und damit Trennung enthalten. Ihr könnt nicht gleichzeitig gut und böse, Mann und Frau, hier oder dort sein."

Roland wird beim Zuhören innerlich immer unruhiger, und Jadasa gibt ihm Gelegenheit, seine ihm auf der Zunge brennende Frage zu stellen.

„Aber warum ist das so? Warum gibt es überhaupt diese niederen Ebenen, wo alles doch nur Täuschung ist? Was macht das alles hier unten dann für einen Sinn?"

Jadasa versteht die Ungeduld ihres Schützlings. Sie kann sich gut an die Schwierigkeiten erinnern, die mit einem menschlichen Leben verbunden sind und wie schwierig es ist, diese höheren Wirklichkeiten als ein in der Materie gefangenes Wesen zu begreifen und dabei noch von falschen religiösen Sichtweisen in die Irre geführt zu werden.

„Um deine Frage halbwegs verständlich zu beantworten, müssen wir an den Anfang der Schöpfung gehen. Damals gab es nur den All-Einen. Damit meine ich eine höhere Seinsform als den vorher beschriebenen kosmischen Menschen. Dieses all-eine Bewusstsein erkannte sich zwar, war aber nicht in der Lage, sich zu erfahren. Anders ausgedrückt, hatte Gott zwar eine gedankliche Vorstellung von sich, aber keine Möglichkeit, sich durch die Brille anderer zu sehen, beziehungsweise durch Rückmeldung eine Außenvorstellung von sich zu erhalten. Es gab bis dahin niemand außer ihm. Es existierte kein Spiegel, in dem er sich hätte betrachten und sagen können: „Ah, das also bin ich!" In der Ein-heit, die durch die Zahl „eins" definiert wird, gibt es kein Zweites, kein Außen. Da Gottes Wunsch, sich selbst zu erfahren, immer stärker wurde, kam er sozusagen auf die Idee, Teile seiner selbst aus sich herauszustellen. Erst von da an existierte neben der Einheit die Zweiheit oder Dualität. Die ganze duale Schöpfung ist also der manifestierte Wunsch Gottes, sich selbst im Spiegel seiner Geschöpfe zu erkennen. Vom Atom bis zum Kosmos dient alles nur diesem einen Zweck.

Da Gott eine echte und keine begrenzte Spiegelung wünschte, war diesen ursprünglichen Geschöpfen kein irgendwie gearteter Zwang auferlegt. Sie waren so wie er, hatten die gleichen Fähigkeiten und Möglichkeiten. Nur eben alles etwas kleiner. Doch es galt und gilt bis heute das göttliche holistische Prinzip, und das bedeutet, dass die Information des Ganzen sich in jedem seiner Teile spiegelt, beziehungsweise aus dem denkbar kleinsten Teil sich das Ganze reproduzieren lässt. So waren die geschaffenen Geister kleine Abbilder Gottes, und er erkannte sich selbst in ihnen. Das war die ursprüngliche und einzige Schöpfung Gottes.

Und so existierte lange Zeit nichts anderes: Gott und seine Geistkinder oder Engel. Doch als seine Kinder hatten sie auch die Freiheit der Wahl. Sie konnten beim Vater bleiben oder gehen. Wie uns das Gleichnis der Bibel vom verlorenen Sohn berichtet, verließ ein Teil seiner Kinder das Vaterhaus. Je weiter sie sich entfernten, umso mehr verloren sie von ihrem ursprünglichen Wissen und Können, bis sie am Ende als verkörperter Mensch auf der untersten Ebene der Schöpfung dahinvegetierten. Was die Bibel mythologisch erklärt, hat seine reale Entsprechung in euren Naturgesetzen.

Stelle dir Gott wie eine Sonne vor, um die ein Nebelfeld kreist. Jedes Nebeltröpfchen ist ein Geistwesen. Wenn sich nun ein Teil des Nebels immer mehr von der wärmenden Quelle entfernt, kühlt er ab, kondensiert und wird zu Wasser, dem Symbol der seelischen Ebene. Der Fall aus dem Paradies, ein Symbol des Verlusts seelischen Bewusstseins, bedeutet nun eine noch weitere Entfernung von der ursprünglichen Quelle, eine noch stärkere Abkühlung, und aus fließendem Wasser wurde starres Eis, aus Seele Materie. In der Chemie nennt ihr das die Aggregatzustände und sprecht von der Verwandlung aus einem gasförmigen in einen flüssigen und dann in einen festen Zustand. Dieser Fall aus dem Geistreich schuf nun die verschiedenen seelischen Ebenen bis hinab in die Materie, und man nennt diesen Bereich, im Gegensatz zur göttlichen, die Sohnes-Schöpfung. Im Chakra-System ist das der Bereich der unteren vier Chakras, die euch mit der Kausal-, Mental-, Astral- und Physischen Ebene verbinden. – Ich spüre, mein Freund, dass dich das alles jetzt ein wenig überfordert, und so wollen wir an dieser Stelle unseren Ausflug in die Schöpfung für heute beenden. Schreibe alles wie bisher in dein Tagebuch. Das wird dir helfen, das Ganze besser zu verstehen und zu verinnerlichen. Die Liebe und der Segen Gottes seien mit dir!"

Die Stimme in Roland schweigt, und auch alle bildhaften Vorstellungen erlöschen. Langsam kehrt wieder Ruhe ein in seine aufgewühlte Seele. So gewaltig und doch so einleuchtend waren die Erklärungen seiner Geistführerin, dass er keinerlei Zweifel an ihrer Echtheit und Wahrhaftigkeit hat. So beginnt er, nachdem er sich noch eine Weile mit geschlossenen Augen der Stille hingegeben hat, mit der Niederschrift des Erlebten und Gehörten.

Roland gelingt es immer besser, die gewohnten äußeren Gegebenheiten seines Alltags und seiner Berufswelt mit seinen inneren Erfahrungen in Einklang zu bringen. Hatte er früher noch das Empfinden eines ihn zerreißenden Spagats zwischen seinem Leben als Mensch auf Erden und der neuen Selbsterfahrung als Lichtträger und Bote der Geistwelt, so erlebt er jetzt immer häufiger, dass beide Pole sich in ihm harmonisch vereinen und er seine Mitte gefunden hat. Auch die Beziehung zu seiner Frau hat sich dadurch für ihn merklich verbessert und an Tiefe gewonnen. Er freut sich riesig auf seine Tochter. Was Carola und er in der inneren Schau vorab gesehen haben, hat sich vor einigen Tagen durch eine weitere Ultraschalluntersuchung in der Klinik bestätigt. Was Carola noch nicht weiß, ist, dass ihre kommende Tochter einst Shalimar, die Geliebte Hakon von Donarsberg, war. Roland hat das kürzlich in einer Vision erkannt, überlegt aber noch, ob diese Information für Mutter wie Tochter überhaupt relevant ist. Ein klein wenig fürchtet er die mögliche Eifersucht von Carola, wenn sie von dieser Personenidentität erfährt. Auch damals, als Hakon von Donarsberg, hat er in seiner Ehe mit der heutigen Carola diese Eifersucht auf seine erste große Liebe in dem damaligen Leben deutlich gespürt.

Allerdings lässt er es sich nicht nehmen, jeden Abend vor dem Einschlafen die Hände auf den Bauch seiner Frau zu legen und ihr und dem Ungeborenen viel Licht und Kraft zu schicken. Gestern hatte er zum ersten Mal das Gefühl, eine Reaktion in Form einer Bewegung seiner Tochter im Mutterleib gespürt zu haben. Doch alle bisherigen Versuche, mit ihr in mentalen Kontakt zu treten, waren bisher gescheitert, und Roland tröstet sich mit dem Gedanken, dass es dafür sicherlich gute Gründe gibt. Er erinnert sich an die Mahnung Jadasas, noch geduldiger zu werden und der Entwicklung ihren Lauf zu lassen.

In diesen Wochen überschlagen sich die Nachrichten in Folge der Immobilien- und Finanzkrise. Immer mehr Nationen werden weltweit in ihren Sog gezogen. Banken- und Versicherungen droht reihenweise der Konkurs, und selbst kleinere Staaten geraten in Bedrängnis. Es geht schon lange nicht mehr um Millionen. Milliarden sind jetzt die kleinste Verlusteinheit, und die Höhe der Fehlbeträge erreicht für das Verständnis eines normalen Menschen schwindelerregende und unfassliche Größenordnungen. Es zeichnet sich zunehmend eine weltweite Rezession ab, die Nachfrage schrumpft, die Produktion lahmt und die Menschen fürchten um ihre Arbeitsplätze. Zukunftsangst macht sich breit. Auch in den bekannten Krisengebieten im Nahen Osten, in Afrika und Asien geht die negative machtpolitisch begründete Entwicklung weiter. Das Morden, Rauben und Stehlen verkommt dort schon zur Alltagserfahrung.

Je bewusster Roland nun aufgrund der Prophezeiungen die Entwicklung an den Brennpunkten dieser Erde verfolgt, umso mehr kommt es ihm vor, in einem Tollhaus zu sitzen. Einzig und allein die Wahl Barack Obamas zum neuen amerikanischen Präsidenten scheint ihm in diesen Tagen ein kleiner Lichtblick in dieser düsteren Welt zu sein. Ansonsten hat er zunehmend den Eindruck, als wenn sich die großen und umwälzenden Ereignisse der kommenden Verwandlung bereits wie Vorzeichen eines drohenden Gewitters am Horizont abzeichnen.

Als Mensch, der vorausschauend plant und es gewohnt ist, sich auf kommende Entwicklungen – seien sie betrieblicher, seien sie privater Natur – vorbereiten zu müssen, fragt er sich, ob er nicht einen nennenswerten Geldbetrag zu Hause bunkern soll. Was nützt ihm das Geld auf der Sparkasse, wenn vielleicht das System als Ganzes kollabiert und die Banken schließen? Wäre es nicht besser, sich einen Vorrat an Grundnahrungsmitteln, Wasser und Brennstoffen zuzulegen, um auf den Fall der Fälle vorbereitet zu sein? Doch dann erinnert er sich wieder an das ihm gegebene Versprechen: „Sorge dich nicht, ich sorge für dich.“

Hin- und hergerissen zwischen menschlicher Angst um seine Familie und dem Wissen, dass nicht nur in den kommenden

Tagen, sondern bereits im Hier und Heute viel Vertrauen in die göttliche Führung gefordert ist, beschließt er, diese Entscheidung auf später zu vertagen.

In diesen Tagen, Ende November des Jahres 2008, besuchen Roland und Carola in der Bundeshauptstadt auch einen Vortrag von dem amerikanischen Parapsychologen und Astrologen Dr. Varga, den Ron damals in der Hotelbar in Detroit kennenlernte und der ihm seinerzeit erstmals von dem mystischen Datum 21.12.2012 berichtete. Dr. Varga hat ihm, wie versprochen, eine Email mit den Daten und Orten seiner Vortragsreise durch Europa geschickt, und kurz entschlossen hatten beide beschlossen, damit einen Kurzurlaub in Berlin zu verbinden. Die Schwangerschaft von Carola ist so unproblematisch, dass ihre Frauenärztin keine Bedenken bezüglich einer kurzen Flugreise hat. Die Reise soll auch ein kleines Dankeschön an seine Frau sein, und so hat Roland ein luxuriöses Doppelzimmer im Hotel Adlon am Brandenburger Tor gemietet. In der Vorweihnachtszeit sind das ganze Stadtzentrum und insbesondere die Bäume auf dem Kurfürstendamm mit Millionen von Lichterkerzen festlich geschmückt und tauchen hauptsächlich in den Nächten das Machtzentrum Deutschlands in ein friedvolles Licht. Aber so ganz kann Roland den ketzerischen Gedanken nicht unterdrücken, ob eine Stadt, deren Kassen bekanntlich mehr als leer sind, und in Zeiten, wo darüber hinaus Energiesparen angesagt ist, es sich leisten kann, das Geld so zum Fenster hinauszuwerfen.

Der Vortrag Dr. Vargas ist in englischer Sprache gehalten und wird simultan übersetzt. Der Redner gibt einen Überblick über die jüngere Menschheitsentwicklung und kommt im Verlauf seines Vortrages unter anderem auch auf die vielen zirkulierenden Verschwörungstheorien zu sprechen. So hören Roland und Carola zum ersten Mal auch von Illuminaten, einem kleinen Kreis von Menschen, die angeblich die Welt wie Puppenspieler aus dem Hintergrund steuern. Angeblich paktiere die Regierung der USA im Geheimen mit Außerirdischen, und die Anschläge auf das World Trade Center haben sie selbst inszeniert, um ihre Kriegspläne gegen Afghanistan und den Irak durchsetzen zu können. Dr. Varga warnt zwar vor dem unkritischen Umgang mit solchen Theorien, zeigt aber gleichzeitig am Beispiel der „Operation Northwoods", dass ein solcher Verschwörungsglaube durch real existierende Aktionen von Seiten des Militärs und der Geheimdienste genährt wird. Damals wurden Amerikaner im eigenen Land durch inszenierte Anschläge der eigenen Regierung in Mitleidenschaft gezogen, nur um einen glaubwürdigen Vorwand für die militärische Invasion Kubas zu schaffen. Am Ende seines Vortrages befasst sich Dr. Varga mit den Botschaften bezüglich einer bevorstehenden Apokalypse und führt viele mediale Botschaften aus den nachchristlichen Jahrhunderten an, unter anderem auch die Johannes-Apokalypse im Anhang der Evangelien. Dieses „Buch mit den sieben Siegeln" würde oft missverstanden. So sei es im Ursprung zuerst einmal als Warnung gedacht, wie alle Prophetien. Gott schickt einen Boten, der die Menschen warnen soll, dass nur dann, wenn sie in ihrem Tun so fortfahren, die angedrohten Ereignisse auch eintreffen werden.

Insbesondere den letzten Ausführungen Dr. Vargas kann Roland aufgrund seiner inneren Botschaften voll zustimmen. Es geht nicht um Bestrafung, sondern um das Erleben der Konsequenz, um – wenn es nicht anders geht – wenigsten dadurch zu lernen und bewusst zu werden. Nach seinem Vortrag treffen sich Carola und Roland Alexander noch mit Dr. Varga in der Lobby Lounge des Hotels Adlon. Die Stimmung ist entspannt und freundlich, und auf Nachfrage hin berichtet Roland von seinen ersten Heilerfolgen und den Botschaften, die er bezüglich der Wintersonnenwende 2012 erhalten hat. Dr. Varga zeigt sich sehr interessiert, und so entwickelt sich eine lebhafte und tiefgehende Diskussion zwischen den dreien. Als Roland von den Botschaften Jadasas bezüglich des Kosmischen Menschen berichtet, nickt Dr. Varga nachdenklich und erzählt von ähnlich lautenden Berichten anderer Medien. Als der Abend zu Ende geht, haben alle drei das Gefühl der Bereicherung und verabschieden sich voneinander mit dem festen Vorsatz, auch weiterhin in Kontakt zu bleiben. Roland und Carola machen noch einen kleinen Spaziergang um das Brandenburger Tor, bevor sie in ihrer Luxusherberge müde ins Bett sinken.

7. Kapitel

Das Neue kündigt sich an

Roland und Carola Alexander verbringen die Weihnachtstage 2008 besinnlich zu Hause. Es ist ihnen nicht nach ausgelassenem Feiern zu Mute, und so haben sie dieses Jahr auch auf den Austausch teurer Geschenke verzichtet. Mit Bestürzung sehen beide in den Nachrichten der folgenden Tage das Wiederaufflammen der Auseinandersetzungen und Kämpfe zwischen Israelis und Palästinensern im Gaza-Streifen. Provoziert durch den ständigen Raketenbeschuss aus dieser Enklave, beginnt die israelische Luftwaffe mit der Bombardierung der Kommandostellen und vermuteten Waffenlager der Hamas. Leidtragende ist wieder einmal die palästinensische Zivilbevölkerung, die zum Jahresausklang kein fröhliches Feiern, sondern das tödliche Feuerwerk des Krieges erlebt. Gaza liegt in Trümmern, und lange Schlangen Hungriger bilden sich vor den Brotläden und den Lebensmittelgeschäften. Das Tragische an dem Konflikt ist die Tatsache, dass, wie bei Kain und Abel, hier zwei Brudervölker blindwütig aufeinander losgehen. Sind doch Araber und Israelis beide Söhne Abrahams, beziehen sich auf den gleichen Stammvater. Der ganze Irrsinn wird dann wieder verstärkt den islamistischen Terrorismus und die fanatischen Selbstmordattentäter auf den Plan rufen, und in einer endlosen Spirale von Gewalt werden auf beiden Seiten wie immer die Unschuldigen den Blutzoll bezahlen.

So beginnt das neue Jahr 2009 wie das alte endete. Während die reichen Länder von Sydney bis Berlin ihre Hoffnung auf bessere Zeiten mit gigantischen Feuerwerken und Millionen ausgelassener Zuschauern feiern, stirbt im Rest der Welt die Chance auf Umkehr und Besserung im Feuer von Fanatismus, Hunger und Elend. Die schon als Gewinner einer neuen Marktordnung gefeierten Staaten China, Indien und Russland erleben in diesen Tagen, dass sie aufgrund der internationalen Rezession und des Verfalls der Ölpreise ihre Perspektiven empfindlich zurückschrauben müssen. Darüber hinaus leisten sich Indien und Pakistan, ausgelöst durch die Bombenattentate von Bombay, eine Eskalation der Aggression, die die Welt an den Abgrund eines Atomkrieges zerrt. Überhaupt hält Roland Pakistan für den zur Zeit gefährlichsten Ort auf Erden. Ist dieses Land doch der einzige islamistische Staat mit atomaren Waffen und in seiner inneren Struktur zerrissen und von fanatischen terroristischen Tendenzen und Strömungen in wesentlichen Teilen seiner Gesellschaft und Politik bedroht.

Seit Jahresbeginn ist Roland Alexander nun Mitglied des Vorstands der VENTA AG. Der neue Aufgabenbereich fordert von ihm seine volle Aufmerksamkeit, und schon in den ersten Wochen häufen sich betriebliche Probleme, mit denen er sich nun erstmalig auseinandersetzen muss. Wenigstens konnte bisher der Auftragsschwund in Grenzen gehalten werden, so dass vorläufig keine Kurzarbeit oder gar Entlassungen in der Produktion anstehen. Lediglich der Vertrieb und die Verwaltung sollen gestrafft und frei gewordene Stellen nicht mehr besetzt werden. Die Tochtergesellschaft in den USA entwickelt sich überraschend gut, und es besteht die berechtige Hoffnung, trotz negativer Rahmenbedingungen auf dem amerikanischen Markt, dieses Jahr bereits in die schwarzen Zahlen zu kommen und, wenn auch nur einen kleinen, so doch Gewinn zu machen. Carola reißt sich in ihrer Firma kein Bein mehr aus, das kalte Verhalten ihrer Chefs zu Beginn der Krise hat ihr jegliche Motivation für ein übermäßiges Engagement genommen. Sie konzentriert sich ganz auf ihr und ihres Kindes Wohl und fühlt sich in ihrer ersten Schwangerschaft ausgesprochen gut und fast euphorisch. Ihre Eltern melden sich regelmäßig bei ihr, um sich über ihr Wohlergehen und das ihres ersten Enkels zu erkundigen.

In einer der kalten Nächte zu Beginn des fünften Schwangerschaftsmonats hat Carola ihren ersten Kontakt zur Seele ihrer Tochter. Sie ist an diesem Abend relativ früh zu Bett gegangen, während Roland in seinem Arbeitszimmer noch an seinem Computer arbeitet. Kurz nach dem Einschlafen erlebt sie das, was sie bisher nur aus den Schilderungen ihres Mannes kennt. In ihrem Wachtraum, der so real und plastisch für sie ist, dass sie sich im Traum ganz sicher ist, Teil einer anderen Wirklichkeit zu sein, findet sie sich in einer Parklandschaft wieder, in die weiße, mehrgeschossige Gebäude im gotischen Stil in vielfarbige Blumenbeete und sattgrüne Rasenflächen eingebettet sind. Die ganze Landschaft atmet Ruhe und Gelehrsamkeit und erinnert Carola im Traum stark an ihren Aufenthalt während einiger Auslandssemester in Cambridge und Oxford und an die dortigen Colleges. Sie bewegt sich im Traum auf ein beeindruckendes, kathedralenartiges Gebäude im Zentrum dieses Komplexes zu, als sich plötzlich ein kleines Wesen mit Kapuze und weißem Umhang zu ihr gesellt. Kein Wort fällt anfänglich zwischen ihnen, und Carola empfindet diese unerwartete Begleitung überraschenderweise als das Natürlichste der Welt. Eine kleine Hand greift nach der ihren, und so wandern die beiden einträchtig, wie gute alte Freunde, Hand in Hand über Wege wie aus rotem Marmor. Ein unerklärliches Verstehen scheint zwischen ihnen zu herrschen, und so überrascht es Carola nicht, als das Kind die Kapuze nach hinten schlägt und sie in das bildhübsche Gesicht eines etwa vierjährigen Mädchens mit schwarzen Haaren und blauen Augen schaut. Sie weiß sofort: das ist meine Tochter! Jetzt lacht die Kleine, und Carola hörte eine glockenreine Stimme sagen: „Richtig geraten! Ich habe mit Muriel, meinem Schutzengel, gewettet, dass du mich sofort erkennst. Und ich habe recht gehabt! Jetzt muss er mich mitnehmen zum Lichtfest der Engelbrüder. Eigentlich sollte ich ja noch meine Studien hier beenden, aber das kann noch ein bisschen warten."

Carola ist erstaunt zu hören, dass ihre Tochter schon in so jungen Jahren studieren muss. Aber bevor sie ihrer Verwunderung Ausdruck geben kann, erklingt schon wieder diese wunderbare Stimme: „Lass dich nicht von meinem augenblicklichen Aussehen in die Irre führen. Ich habe nur diese Gestalt angenommen, damit du mich besser als das Wesen deiner kommenden leiblichen Tochter annehmen kannst. Wäre ich dir als erwachsene, vollreife Frau begegnet, würde dir das viel schwererfallen. Weißt du, das sind alles so Sachen, die man hier zwischen zwei Leben lernt. Man bereitet sich auf dieser Ebene des Wissens auf eine weitere Verkörperung vor. Und Kaja, mein Geistführer vom Jupiter, ist ein strenger Lehrer. Ich musste richtig betteln, dass er mich dich abholen ließ. Erst als ich ihm versprochen habe, anschließend wieder zu meinen Studien zurückzukehren, ließ er mich gehen.

Wenn ich mich ab und zu mit dem verbinde, was in dir heranwächst, fühle ich mich immer sehr wohl und freue mich schon auf unsere gemeinsame Zeit auf Erden. Du kannst übrigens meinem zukünftigen Vater sagen, dass er sich keine Gedanken über unsere gemeinsame Vergangenheit machen muss und er dir sagen kann, woher er und ich uns kennen. Jetzt muss ich aber zurück zu meinen Studien. Wir werden uns von nun an bis zu meiner Geburt öfter sehen. All das musst du mir dann, wenn ich als deine Tochter ungefähr so alt bin wie jetzt, haargenau erzählen. Vielleicht erinnere ich mich ja in meinem irdischen Körper wieder daran, woher ich komme, und an unsere Begegnungen vor meiner Ankunft. Das wäre schön!"

Carola spürt den Hauch eines Kusses noch auf ihrer Wange, als sie in ihrem Bett erwacht, die Hand ausstreckt und feststellt, dass Roland immer noch an seinem Computer arbeitet. Entzückt vom hübschen Aussehen und dem anziehenden Wesen ihrer zukünftigen Tochter ist im Moment doch nicht mehr an Schlaf zu denken, und so steht sie auf, zieht ihren Morgenmantel über und geht zu ihrem Mann ins Arbeitszimmer.

Roland schaut überrascht auf, als sie den Raum betritt und sich auf seinen Schoss setzen will. An ihn gekuschelt, erzählt Carola ihm dann von ihrer ersten Begegnung mit ihrer Tochter. Gerührt hört Ron zu und ist etwas verblüfft und gleichzeitig begeistert, wie Shalimar ihm indirekt seine innere Schau über ihrer beider Beziehung in Palästina durch seine Frau bestätigt. Dann beichtet er Carola, dass er schon länger weiß, wer da kommt, und dass er befürchtet hat, sie würde vielleicht eifersüchtig reagieren. Bei dieser Vorstellung muss Carola herzhaft lachen, nimmt ihren Mann in den Arm und sagt: „Es mag zwar Mütter geben, die auf die Beziehung zwischen Vater und Tochter eifersüchtig sind, ich gehöre aber garantiert nicht dazu! Pass du nur auf, dass wir nicht eine Allianz gegen dich schmieden und hier die Frauenherrschaft ausbricht."

Seine veränderte Position in der Firma hat es auch mit sich gebracht, dass Roland Alexander nun neue Mitarbeiter und insbesondere eine neue Sekretärin hat. Frau Kranz, eine tüchtige Mitvierzigerin, war schon für seinen ehemaligen Vorgesetzten tätig und ist ihm von Anfang an eine wichtige Hilfe. Ihre Loyalität gilt jetzt ganz ihrem neuen Chef, und so kann Roland alle schwierigen Klippen, die sich ihm in der ersten Zeit entgegenstellen, erfolgreich und sicher umschiffen. Eines Tages, Mitte Januar, erzählt sie Ron, dass seine ehemalige Sekretärin, Judith Brandt, sich seit Anfang des Jahres sehr merkwürdig verhalten habe und daraufhin vom Betriebsarzt krank geschrieben worden sei. Aus einer sicheren Quelle aus der Personalabteilung habe Frau Kranz gehört, dass Frau Brandt in die Psychiatrie eingeliefert worden sei. Angeblich habe sie Wahnvorstellungen entwickelt und von inneren Stimmen gesprochen, die sie nicht mehr schlafen lassen. Betroffen erinnert sich Roland an die häufigen Migräne-Attacken seiner ehemaligen Mitarbeiterin und fragt sich, ob es da einen Zusammenhang gibt. Kurz entschlossen greift er zum Telefon, um sich bei ihrem Ehemann nach Frau Brandts Befinden zu erkundigen. Von Gerd Brandt erfährt er, dass seine Ehefrau auf sein Betreiben und seine Verantwortung hin inzwischen wieder zu Hause sei, aber für längere Zeit arbeitsunfähig bleibe. Bei seinen Besuchen in der geschlossenen Abteilung der Städtischen Psychiatrischen Klinik habe er seine Frau fast nicht wiedererkannt, so hätten die hohen Dosen der Psychopharmaka sie verändert. Gerd Brandt hat keine Ahnung, wie es mit der Kranken weitergehen soll. Die Ärzte hätten eine schizophrene Psychose diagnostiziert und ihr zur täglichen Einnahme starke Neuroleptika verschrieben, die dazu führen, dass sie für ihren Mann kaum ansprechbar sei und den ganzen Tage nur im Bett oder auf der Couch läge. Spontan fragt er Roland am Telefon, ob er nicht seiner Ehefrau beistehen könne.

„Sie haben Judith doch bisher bei ihrer Migräne auch so gut helfen können. Wollen Sie es nicht wenigstens einmal versuchen, vielleicht hilft es ja auch in diesem Fall?"

Roland ist zuerst einmal überrumpelt und weiß nicht, wie er reagieren soll. Dann ringt er sich dazu durch, für den morgigen Abend seinen Besuch zu versprechen, um vor Ort festzustellen, ob seine Kräfte auch bei einer solchen Krankheit wirksam sind.

An diesem Abend sucht sich Roland noch im Internet alle schulmedizinischen Informationen zum Thema Schizophrenie und Psychose heraus, ist aber am Ende auch nicht viel schlauer, was er als Geistheiler da tun könne. Am nächsten Morgen ruft er deshalb Werner Traugott an, um sich von ihm Rat zu holen. Zum ersten Mal wird er in diesem Gespräch mit der Vermutung einer möglichen Besessenheit konfrontiert und bekommt von seinem

Reinkarnationstherapeuten umfangreiche Informationen und Tipps, wie er die selbst gemachten Erfahrungen in der Therapie und seine heilerischen Kräfte in diesem Fall einsetzen könne. Als das Telefongespräch nach einer halben Stunde endet, hat Roland immerhin das Gefühl, der Kranken heute Abend nicht ganz so ahnungs- und hilflos gegenüberzustehen. Auch macht ihm Mut, dass er schon einmal mit Carola zusammen einen Kurs für Autogenes Training absolviert hat und die Macht suggestiver Formeln und die Wirkung von Selbsthypnose am eigenen Leib erfahren konnte. Ron informiert noch Carola darüber, warum es heute später wird. Dann vertieft er sich für die nächsten Stunden wieder in seine berufliche Arbeit und verdrängt jeglichen Gedanken an seine neue Patientin und die Frage, was da wohl zu tun sei, aus seinem Bewusstsein.

Abends in der Wohnung des Ehepaares Brandt erschrickt Roland beim Anblick seiner früheren Mitarbeiterin. Judith sieht ausgesprochen schlecht aus. Ihr Gesicht ist grau und eingefallen, die Augen blicken müde und gleichzeitig flehend, und das ungewaschene Haar hängt in unordentlichen Strähnen herab. Über einem verwaschenen Schlafanzug hat sich seine ehemalige Sekretärin eine alte Decke umgehängt, in die sie sich wie schutzsuchend eingewickelt hat. Nur ihr blasses Gesicht schaut heraus. Am meisten erschreckt Roland aber Judiths Stimme. Das ist nicht mehr der Klang der erwachsenen Frau, die ihm täglich den neuesten Klatsch und Tratsch aus der Firma brühwarm aufgetischt hat. Judiths Stimme gleicht jetzt viel mehr dem Greinen eines kleinen traurigen Mädchens. Weinerlich hoch und immer wieder von einem grundlosen kindlichen Schluchzen unterbrochen. Roland hat Mühe, die Fassung zu wahren, hatte er es doch bisher noch nie mit einem offensichtlich seelisch kranken Menschen zu tun. Der Heiler lässt sich von Gerd Brandt den Krankheitsverlauf schildern und erfährt, dass alles mit einem grippalen Infekt und einer Fieberattacke und gleichzeitig einem auf den ersten Blick üblichen Migräne-Anfall begann. Danach sei Judith Brandt aber nicht mehr gesundet, sondern habe ein immer merkwürdigeres Verhalten an den Tag gelegt. Ihr Mann erlebte, wie sie unsinnige Dinge tat und behauptete, innere Stimmen hätten sie dazu aufgefordert. Ihre Persönlichkeit hätte sich total verändert, und nachts wäre sie schlaflos in der Wohnung umhergewandert und hätte ständig Unverständliches vor sich hin gemurmelt. Auf Nachfrage von Roland, was genau die Kranke auf Veranlassung der Stimmen getan habe, stockt Gerd Brandt zuerst verlegen und berichtet dann, dass sie beispielsweise Löcher in seine Hemden geschnitten oder tagsüber überall in der Wohnung Kerzen angezündet habe. Dabei hätte einmal die Tischdecke zu brennen begonnen, und er habe nur mit Mühe in letzter Minute einen Zimmerbrand verhindern können. Seitdem lebe er in ständiger Angst, was seine kranke Frau noch alles anstellen werde. Kurz vor der Einweisung in die Psychiatrie habe sie begonnen, sich auf Geheiß der Stimmen mit spitzen Gegenständen zu verletzen und spräche ständig mit dieser weinerlichen Kinderstimme. Jetzt, nach der Behandlung in der Klinik und der täglich mehrmaligen Einnahme der Medikamente, käme das alles zwar nicht mehr vor, dafür wäre seine Frau in dem schrecklichen Zustand, den Roland ja selbst sehen und beurteilen könne. Gerd Brandt sieht Roland verzweifelt und gleichzeitig hoffnungsvoll von der Seite an und führt die Kranke dann auf einen Wink Rons hin ins Schlafzimmer, wo der Heiler sie untersuchen und behandeln will.

Das Zimmer ist dunkel, die Luft stickig. So bittet Roland Gerd Brandt zuerst einmal, die Rollläden hochzuziehen und ein Fenster zu öffnen. Scheinbar macht das Licht der Patientin Angst, und sie versteckt sich noch mehr in ihrer Decke, bleibt aber ansonsten ruhig im Bett liegen. Roland ist sich nicht sicher, ob ihn seine ehemalige Mitarbeiterin im Moment überhaupt erkennt. Bei seiner Begrüßung hat sie nur etwas Unverständliches vor sich hin gemurmelt. Während Gerd Brandt mit ihm sprach, saß die

Kranke, sich hin und her wiegend, auf einem Stuhl am Esstisch und stierte mit wechselndem Mienenspiel auf die gegenüberliegende Wand, so als wenn es dort etwas Interessantes zu beobachten gäbe. Auf Ansprache reagierte sie nicht, und ihr Mann hat sie deshalb mit sanfter Gewalt ins Schlafzimmer führen müssen.

Roland beginnt mit der Untersuchung und stellt schnell fest, dass das Steiß-, das Solarplexus- und das Scheitel-Chakra blockiert sind. Das Sakral-Chakra ist darüber hinaus überdurchschnittlich groß. Die Blockade des Scheitel-Chakras sagt dem Heiler, dass bei der Patientin die Verbindung nach oben unterbrochen ist, sie sozusagen nicht mehr in Kontakt mit der Spirituellen Ebene steht. In einem solchen Fall ist die Gefahr groß, dass andere Kräfte versuchen werden, sich dieses Menschen zu bemächtigen. Wie ihm Werner Traugott bei seinem Anruf erklärt hat, spiegelt das Scheitel-Chakra auch die Vaterproblematik. Ist es blockiert, steht der Betreffende in Konflikt mit dem göttlichen wie dem menschlichen Vater, und häufig zeige sich dadurch auch eine verborgene Autoritätsproblematik. Infolgedessen lasse sich der Patient nicht mehr führen, weder von diesseitiger noch von jenseitiger Autorität, und werde nicht selten Spielball ihn manipulierender Geistwesen. Die Blockade des Solarplexus der Patientin sagt Roland, dass das Ich von Judith Brandt massiv gestört ist, und das übergroße Sakral-Chakra deutet auf eine übermäßig starke astrale Beeinflussung und damit auf die Möglichkeit einer Besessenheit hin. Ihr blockiertes Steiß-Chakra verrät, dass die Kranke sich zur Zeit auf der physischen Ebene weder selbstverwirklichen noch durchsetzen kann.

Roland öffnet die blockierten Energiezentren, und ein Zucken durchläuft den Körper der Kranken. Dann stärkt er Judiths Yang-Seite, um ihre männlichen Widerstandskräfte zu beleben. Beim Ausstreichen der Aura hat der Heiler die Wahrnehmung, dass sich mehrere Schattenwesen darin aufhalten und dem Lichtfluss aus seinen Händen durch ständige Flucht in jeweils andere Körperbereiche auszuweichen versuchen. Auch als es Roland schließlich gelingt, die unerwünschten Besucher aus dem System der Kranken zu vertreiben, glaubt er nicht, dass dies von langer Dauer ist. Etwas in seiner Patientin lädt die unerwünschten Besucher immer wieder ein, und solange die seelische Ursache für diesen Prozess nicht aufgedeckt und erlöst ist, wird es keine dauerhafte Besserung im Befinden der Kranken geben. Allerdings ist im Augenblick nicht an eine psychologische Therapie, die dies bewerkstelligen könnte, zu denken. Dafür ist Judith Brandt im Moment noch zu wenig ansprechbar. So nimmt sich Roland vor, zuerst einmal den Energiehaushalt seiner Patientin durch Lichttherapie dauerhaft so anzuheben und zu stabilisieren, dass weitergehende Maßnahmen überhaupt erst möglich werden. Nach der halbstündigen Behandlung hat die Kranke die Augen, die sie die ganze Zeit offen hielt, geschlossen und scheint eingeschlafen zu sein. Beide Männer verlassen leise den Raum, und der Heiler verspricht Gerd Brandt, in den nächsten Tagen die Behandlung fortzusetzen.

Im weiteren Verlauf der Therapie normalisiert sich das Verhalten von Judith Brandt so sehr, dass ihr Mann schon glaubt, die Tabletten, die seine Frau täglich einnehmen muss, absetzen zu können. Roland Alexander rät ihm davon ab und erklärt Gerd Brandt, dass die noch ausstehende seelische Bearbeitung der Ursachen für Judiths Erkrankungen sie möglicherweise erneut so erregen und belasten wird, dass die beruhigende Wirkung der Medikamente bis zum endgültigen Durchbruch durchaus wünschenswert ist.

Vierzehn Tage nach Behandlungsbeginn ist für Roland Alexander der Zeitpunkt gekommen, wo es vertretbar scheint, sich gezielt den seelischen Ursachen im Unterbewusstsein der Patientin zu widmen. Nach nochmaliger Rücksprache mit Werner Traugott will Roland das im Rahmen einer Hypnose-Therapie machen.

So wie er es in seiner eigenen Therapie erfahren hat, führt der Heiler seine Patientin im Beisein ihres Mannes in Trance schrittweise durch ihren Körper, suggeriert ihr am Ende die Begegnung mit ihrer Geistführerin, an deren Hand sie anschließend durch das Tor von Raum und Zeit geht. In den unterbewussten Schichten ihrer Persönlichkeit angekommen, erschafft Roland in Judiths Bewusstsein die Vorstellung einer durch Scheinwerfer erleuchteten Bühne.

„Nun bitten wir alle fremden Besucher in dir, auf die Bühne zu kommen, sich vorzustellen und uns ihre Geschichte zu erzählen. Gemeinsam werden wir dann einen Weg finden, diese Seelen ins Licht zu führen."

Werner Traugott hat ihm diese Vorgehensweise geraten und auch Wege aufgezeigt, die Kranke von ihren unerwünschten Begleitern zu befreien. Er sprach dabei, im Gegensatz zu dämonischer Besessenheit, von sogenannten „verlorenen Seelen", um die es sich mehrheitlich bei solchen Kranken handele. Dazu käme es, wenn Menschen beispielsweise ohne jegliche innere Vorbereitung, etwa durch plötzliche Unfälle, sich schnell entwickelnde Krankheiten oder Morde, umkämen. So überraschend aus dem Leben katapultiert und auf einer jenseitigen Zwischenebene angekommen, fehle diesen Seelen das Wissen und damit die Motivation für den weiteren Weg, und sie würden dadurch oft dazu neigen, sich zurück zu orientieren, dorthin, woher sie kamen, also auf die irdische Sphäre. Da eine Seele zu ihrer Selbstverwirklichung immer einen Körper als Instrument brauche, der eigene Körper aber nicht mehr zur Verfügung stünde, suchten sich solche meist wenig entwickelte Seelen Mitfahrgelegenheiten in den für sie leicht erreichbaren energetischen Körpern noch lebender Menschen. Wie unerwünschte Mitfahrer auf dem Rücksitz eines Autos, versuchten sie von dort aus in die physische Steuerung einzugreifen und es, wenn möglich, in ihre Gewalt zu bringen. Weil das oft nur unzureichend gelänge, da der Fahrer beziehungsweise die innewohnende Seele sich wehren würde, käme es zu den wechselnden Zuständen scheinbarer Normalität und folgenden krankhaften Anfällen. Dieser innere Kampf um die Herrschaft über diesen Körper und seine abnormalen Ausdrucksformen würde schulmedizinisch als Psychose oder Schizophrenie bezeichnet.

Judith liegt still und reglos auf dem Bett. Ihre Augen sind geschlossen, und ihr Atem hebt kaum merklich die Brust. Noch einmal wiederholt Roland Alexander seine Aufforderung an die Besetzer seiner Patientin, sich nacheinander auf der imaginierten Bühne zu zeigen und ihr Anliegen vorzutragen. Ron ist selbst so in seinem Inneren zentriert, dass er einen deutlichen optischen Eindruck vom folgenden Geschehen hat. Auf dieser Ebene ist es ihm möglich, sich sozusagen ins Unterbewusste seiner Patientin einzuklinken, und so erlebt er alles mit, was sich im Inneren Judiths abspielt. Zuerst erscheint ein kleines Mädchen von etwa fünf Jahren in einem schmutzigen, blutbefleckten Kleidchen. Die Kleine kauert sich am Bühnenrand zusammen und schaut immer wieder ängstlich und fluchtbereit zurück ins Dunkel, aus dem es kam. Sanft und beruhigend redet Ron auf sie ein und entlockt ihr nach und nach ihre schreckliche Geschichte. Ganz offensichtlich ist das Kind Opfer eines gewaltsamen sexuellen Missbrauchs geworden, an dessen Folgen es gestorben ist. Es ist sein Wesen und seine Stimme, die Judith Brandt angenommen hat. Roland fühlt die Angst und Verzweiflung des Mädchens und seine große Sehnsucht nach dem Schutz und der Geborgenheit der Mutter. Daraufhin ruft der Heiler den Schutzengel der Kleinen herbei, den sie bisher nicht wahrnehmen konnte. Die Lichtgestalt scheint das Kind zu beruhigen, es fasst Vertrauen, und auf mehrmalige Aufforderung Rons hin ergreift es die Hand des Engels, um ihm ins Licht zur himmlischen Mutter zu folgen.

Drei weitere Gestalten finden sich anschließend noch auf der inneren Bühne der Kranken zur Vorstellung ein. Ein Kleinganove aus den Vorstädten von Paris des 19. Jahrhunderts, der bei einer Messerstecherei ums Leben kam, ein alter Mann mit verkrüppeltem und gebogenem Rücken, der wie der Glöckner von Notre Dame am Rande der Gesellschaft zur Zeit der französischen Revolution dahinvegetierte und in einem kalten Winter in seinem Versteck unter einer Brücke erfror, und eine deutsche Kleinadelige zu Beginn der Aufklärung, die sich bitter darüber beklagte, dass ihr Vater sie zu Lebzeiten nicht lernen ließ, sondern sie in eine schreckliche Ehe zwang, wo sie ein Kind nach dem anderen gebären musste, bis sie beim letzten schließlich im Kindbett an Auszehrung und Erschöpfung starb. Allen drei Wesen stellte der Heiler beim Befolgen seiner Empfehlungen ein besseres Leben in Aussicht und motiviert sie damit, weiterzugehen auf dem Weg ins Licht. Dem Kleinganoven verspricht er ein geregeltes Leben, das alle seine natürlichen Bedürfnisse befriedigen werde, dem Verkrüppelten einen gesunden jungen Körper und eine Gesellschaft, die ihn achtet, und der Kleinadeligen eine Ebene der Existenz, auf der man – ähnlich wie in einer Universität – seinen Wissensdurst ungehindert und unbegrenzt stillen kann. Bei all dem kam es Roland gar nicht in den Sinn, dass seine Versprechen nicht eingelöst werden könnten. Instinktiv tat er genau das, was Aufgabe der Lichtträger ist und wozu sie legitimiert sind. Und das Ergebnis ist in allen Fällen gleich. Glücklich und zufrieden ziehen die drei an der Hand ihres jeweiligen Schutzengels einer besseren Zukunft entgegen und verschwinden somit, wie zu Beginn das bedauernswerte Mädchen, aus der zuvor besetzten Seele von Judith Brandt.

Die Reaktion der Patientin auf dieses Geschehen und die tiefgreifende Veränderung in ihrem Inneren ist verblüffend. Wie aus tiefem Schlaf erwachend, setzt sie sich plötzlich und unvermittelt auf, schaut abwechselnd ihren Mann und dann Roland an und fragt irritiert: „Was ist denn hier los? Wie kommst Du in unser Schlafzimmer? Ist etwas passiert?“

Ganz offensichtlich hat Judith Brandt keinerlei Erinnerung an ihre Erkrankung. Ihre Stimme ist wieder ganz die der Roland bekannten Frau, und auch ihr Gesichtsausdruck hat sich schlagartig normalisiert. Gerd Brandt schießen die Tränen in die Augen, so gerührt ist er von der wundersamen Verwandlung seiner Frau, und er nimmt die Verdutzte liebevoll in den Arm. Dann, ganz behutsam, beginnt er seiner Ehefrau von ihrer Krankheit und den Ereignissen der letzten Wochen zu berichten und dass er sich zum Schluss keinen anderen Rat mehr wusste, als ihren ehemaligen Chef um Hilfe zu bitten. Judith, die seinen Erklärungen mit steigender Erregung gefolgt ist, schlägt die Hände vors Gesicht und beginnt bitterlich zu weinen. Schluchzend berichtet sie dann Roland und ihrem Mann, dass sie sich jetzt in Bruchstücken an dieses verängstigte Mädchen in ihr erinnern kann und wie schrecklich die Gefühle von Schmerz, Entsetzen und Einsamkeit, die sie dabei empfunden hat, gewesen seien. Judith beruhigt sich erst wieder, als ihr Roland noch einmal ganz genau den Ablauf des Heimgangs des Kindes schildert und Gerd Brandt ihr das, soweit er das als Außenstehender kann, bestätigt. Als Roland sich verabschiedet, tut er das mit dem sicheren Gefühl, dass seine ehemalige Sekretärin auf dem besten Weg ist, wieder vollständig zu gesunden, und Gerd, ihr Ehemann, sie dabei nach Kräften unterstützen wird.

Auf der großen Weltenbühne feiern die Menschen in diesen Tagen die Amtseinführung Barack Obamas als 44. Präsident der Vereinigten Staaten. Die bunten Fernsehbilder aus den USA belegen die überbordende Freude und die großen Hoffnungen, die die Amerikaner mit diesem Ereignis verbinden. Erneut sind Roland und Carola Alexander beeindruckt von der Persönlichkeit Obamas und seinem Charisma. Am meisten bewundert Ron die unaufgesetzt wirkende Bescheidenheit bei gleichzeitig erkennbarer Selbstsicherheit dieses Mannes, und er wünscht dem ersten farbigen Präsidenten viel Ausdauer und Erfolg in seinem neuen Amt. Bezeichnend ist, dass die amerikanische Börse auf den

Start des neuen Hoffnungsträgers mit Kursverlusten reagiert, hat er doch in seiner Antrittsrede keinen Zweifel daran gelassen, dass sein Hauptaugenmerk den Menschen und nicht dem Kapital gelten wird. Rechtzeitig und wohl eher aus taktischen und weniger aus menschlichen Gründen haben die Kriegsparteien im Nahen Osten ihren grausamen Kampf beendet, und erschütternde Bilder vom großen Leid und der sinnlosen Zerstörung im Gaza-Streifen füllen als schmerzhafter Kontrast zu den Berichten der Freude und Begeisterung in den USA die Nachrichtensendungen.

Mit Skepsis verfolgt Roland die politischen Aktivitäten in Deutschland, die sich in diesen Tagen voll auf das Schnüren von milliardenschweren Rettungspaketen für die Wirtschaft und die Banken konzentrieren. Kann man das verlorengegangene Vertrauen der Bürger auf diese Weise wiedergewinnen? Die Verantwortlichen für das weltweite Desaster bleiben weitgehend verschont in ihren Positionen, und die Zeche zahlen wieder einmal die, die am wenigsten dafür können. Roland ist überzeugt, dass es in Deutschland insbesondere an Persönlichkeiten wie der des neuen amerikanischen Präsidenten fehlt, die über Partei-Programme hinaus die Vision einer besseren Zukunft vermitteln und verständliche und glaubwürdige Ziele formulieren können. Deutschland hat viele Politiker, aber leider keinen Staatsmann. Das nun bald einsetzende Parteiengezänk im beginnenden Wahlkampf wird wohl eher zur Stagnation als zum dringend benötigten Aufbruch führen. Ein Ruck, wie in Amerika, müsste durch die deutsche Gesellschaft gehen. Aber woher soll er kommen?

8. Kapitel

Der grosse Plan

An einem Wochenende im Januar 2009 kommt es wieder zu einem intensiven Austausch zwischen Roland und seiner Geistführerin. Carola ist zu ihren Eltern gefahren, und Ron nutzt die Zeit, um liegengebliebene Akten aus dem Büro aufzuarbeiten. Als verantwortliches Vorstandsmitglied der VENTA AG ist er auch mit der Überwachung und Steuerung der Tochtergesellschaften im Ausland befasst. Zurzeit bereitet ihm die südafrikanische Niederlassung in Johannesburg die meisten Kopfschmerzen. Einer der leitenden Mitarbeiter dort ist bei einem Einbruch in sein Privathaus überfallen und ermordet worden, und Roland Alexander studiert nun Personalakten und Bewerbungsschreiben, um schnellstmöglich einen geeigneten Nachfolger für den vakanten Posten zu finden. Der dortige Niederlassungsleiter hat ihm einen ausführlichen Bericht über die Tochtergesellschaft und die sozialen und wirtschaftlichen Entwicklungen im Süden Afrikas geschickt und keinen Hehl daraus gemacht, dass die aktuelle politische und wirtschaftliche Situation immer besorgniserregender wird. Die Nachfolger Nelson Mandelas haben es offensichtlich nicht verstanden, das Land nach der seinerzeitigen Machtübernahme durch die schwarze Bevölkerungsmehrheit zu befrieden und die sozialen Brennpunkte zu entschärfen. Die Mehrheit der Schwarzen lebt immer noch unter der Armutsschwelle, und die Kriminalität hat erschreckende Ausmaße angenommen. Die aktuelle Wirtschaftskrise beschleunigt den negativen Trend im Land, und die Unzufriedenheit nähert sich einem gefährlichen Siedepunkt. Korruption und Machtmissbrauch grassieren bis hinauf in die Staatsspitze, und sowohl durch die bevorstehenden Wahlen als auch durch die negative Entwicklung in den Nachbarstaaten droht eine Eskalation der Gewalt.

Frustriert legt Roland die Akten beiseite und fragt sich, wie es möglich ist, dass ein Land, das eine Lichtgestalt und ein weltweit anerkanntes Beispiel für Toleranz und Vergebung wie Nelson Mandela hervorgebracht hat, anschließend in Finsternis und Chaos versinken kann. Wie kann das sein? Wo ist da, spirituell betrachtet, der Sinn? Ron beschließt den freien Abend zu nutzen, um im Gespräch mit Jadasa Antworten zu finden. Er setzt sich in einen bequemen Sessel vor das flackernde Feuer des Kamins, schließt die Augen, atmet mehrere Male tief ein und aus und lässt sich schrittweise immer tiefer fallen. Farbwolken tauchen vor seinem inneren Auge auf, die sich zur Gestalt Jadasas verdichten, die lächelnd auf ihn zukommt.

„Hallo, mein Lieber! Ich freue mich, dass du dir wieder Zeit für ein Gespräch zwischen uns nimmst. Als deine Geistführerin verfolge ich natürlich deine menschlichen Prozesse und setze Impulse in dein Unterbewusstsein, die dir auf dem Weg helfen sollen. Normalerweise geschieht dies, ohne dass der Geführte etwas davon mitbekommt. Unsere Impulse steigen dann, wie scheinbar aus dem Nichts kommend, als eigene Ideen im Bewusstsein des jeweiligen Menschen auf. Als sich schon damals im alten Griechenland weiterentwickelte Menschen dieser inneren Kommunikation bewusst wurden, sprachen sie davon, „von den Musen geküsst“ worden zu sein und schrieben deshalb aus dem Jenseits empfangene Gedichte und Musikstücke eindeutig bestimmten Geistwesen, eben den Musen, zu. Geistführer sind Lehrer, die dich vom ersten Schritt hinab in die Schöpfung bis zu deiner Rückkehr ständig begleiten und unterstützen. Ihr Dienst ist unaufdringlich und wahrt dein Recht auf freie Wahl. Deshalb kannst du unsere Hilfen annehmen oder verwerfen. Wie ich nun deinen Gedanken entnehmen kann, beschäftigen dich zur Zeit grundsätzliche Fragen nach dem Wie, Warum und Weshalb. Deshalb wollen wir heute mit der zentralen Antwort bezüglich Sinn und Zweck der gesamten Schöpfung beginnen. Zum leichteren Verständnis werde ich mich dabei fallweise der Gleichnisse aus deinem menschlichen Kontext bedienen. Weil es so wichtig ist, werde ich bereits das Gesagte hier noch einmal zur Vertiefung wiederholen.

Wenn Menschen von Schöpfung reden, verstehen sie im Allgemeinen darunter einen linearen Prozess, der nach ihrem Verständnis natürlicherweise einen Anfang und ein Ende hat. „Am Anfang schuf Gott Himmel und Erde..." beginnt die Botschaft eurer Bibel bezüglich der Schöpfungsgeschichte. Wenn das auch nicht ganz der Realität höherer Ebenen der Existenz entspricht, so wollen wir doch zum leichteren Verstehen des Folgenden für den Moment bei dieser Vorstellung bleiben. Danach gab es anfänglich nur Gott, den All-Einen. Es existierten weder Zeit noch Raum, nur das allumfassende göttliche Sein. Dieses all-eine Bewusstsein dachte über sich nach und verspürte einen Mangel. Gott konnte sich zwar gedanklich erkennen, aber nicht erfahren! Sich erfahren hieße, über das Außen reflektorisch sich selbst zu erleben. Anders ausgedrückt, ich schaue in den Spiegel, um durch dieses Abbild eine Vorstellung von mir selbst zu erhalten. In der allumfassenden Einheit gibt es aber kein Außen, keinen Spiegel, keinen Punkt außerhalb von ihm, von wo Gott hätte zurückschauend sagen können: „Das also bin ich!" So stellte er Teile seiner selbst aus sich heraus, und es entstand die Schöpfung – und mit ihr Zeit und Raum. Alle Schöpfungen, vom Atom bis zur Galaxis, sind also der manifestierte Wunsch Gottes, sich in der Vielzahl seiner Geschöpfe selbst zu erkennen und zu erfahren. Der Vater erkennt sich in seinen Kindern. Die Schöpfung dient also nur der Selbsterfahrung Gottes! Das war und ist Sein Wille, und somit dient alles nur diesem einen heiligen Zweck.

Die erste göttliche Schöpfung war rein geistiger Natur. Sie entspricht dem, was ihr in euren Mythen und Religionen den Himmel oder das Geistreich nennt. Die dort lebenden Geister haben keine Form und somit keinen Körper, sondern sind ständig ihr Aussehen verändernde Energiewesen, die hochgradig mit Intelligenz und Bewusstsein gesegnet sind. Sie leben in einer tief empfundenen Einheit mit Gott, und Sein Wille ist ihr Wille. Trotz allem haben sie eine Art von Individualität, die sie aber ganz in den Dienst Gottes stellen. Mit ihrer Schöpfung war die Zwei, die Dualität, ins Dasein getreten. So besteht die Ur-Dualität aus Gott und seiner Geisterwelt. Der Wunsch Gottes war es, sich durch seine Kinder gespiegelt zu sehen. Damit diese Spiegelung echt und wahrhaftig sein konnte, durfte den Geschöpfen keinerlei Zwang oder Einschränkung auferlegt werden. Sie sollten frei und selbstbestimmt sein wie er, damit die Schöpfung ihren Zweck erfüllen konnte, ein objektives Bild Gottes abzugeben. Daraus ergibt sich zwingend, dass die Geschöpfe dem erkennbaren Willen Gottes folgen oder ihn verwerfen konnten. Da sie bereits in der Dualität und damit in Polarität lebten, konnten sie Ja oder Nein sagen. Sie hatten die freie Wahl. Wie uns das Gleichnis der Bibel vom verlorenen Sohn lehrt, kehrten nach Äonen im Licht einige Engel dem Himmel den Rücken, und es begann der zweite Schöpfungsakt. Den unbegrenzten Seinswelten folgten die begrenzten Formenwelten, die vorher noch nicht existierten.

Das Formlose nahm Gestalt an, und aus rein Geistigem wurden Wesen, die erstmals einen wenn auch subtilen Lichtkörper besaßen. Der Ausdruck der dem Geistreich folgenden Ebenen der Existenz ist es also, dass sie von begrenzten Formen beziehungsweise Körperlichkeit gekennzeichnet sind. Vom Lichtkörper über den Mental- und Astral- bis zum physischen werden diese Körper immer dichter. In ihrem Aufbau unterliegen jedoch alle diese Körper dem gleichen Bauprinzip. So bestehen auf allen Ebenen die Körper aus Atomen, den jeweils kleinsten Bausteinen der betreffenden Ebene. Wenn nun von zunehmender „Dichtigkeit" der Körper gesprochen wird, so ist damit gemeint, dass sich die Eigendrehgeschwindigkeit im Atom, von oben nach unten gesehen, immer mehr verlangsamt. Während sich die Teilchen des Atoms auf der Lichtkörperebene noch mit Lichtgeschwindigkeit, also 300.000 Kilometer pro Sekunde, um die eigene Achse drehen, beträgt diese Geschwindigkeit in der materiellen Sphäre – wie du von deinem Physikstudium her weißt – nur noch 150.000 Kilometer pro Sekunde, also halbe Lichtgeschwindigkeit. Das hat gravierende Konsequenzen.

Nehmen wir zum Beispiel einen Computer aus den achtziger Jahren und vergleichen wir ihn mit einem Modell der neuesten Generation, so stellen wir gravierende Leistungsunterschiede fest. Bedingt durch die moderne Prozessorentechnologie arbeiten die neuen Computer viel schneller und sind deshalb in der Lage, gleichzeitig viel mehr Daten zu verarbeiten. Eure menschlichen Körper könnte man mit solch alten Computern vergleichen. Höhere Körper haben eine höhere Eigenschwingung und sind deshalb viel leistungsfähiger. Dadurch bedingt, nehmen Wesen höherer Ebenen die Welt ganz anders und viel umfassender wahr als ihr. Während ihr durch die Beschränkung eurer Materie über eure Sinne nur einen geringen „Datenanteil" der Wirklichkeit wahrnehmt, steigt die Wahrnehmungsrate mit jeder weiteren Ebene beträchtlich an, ist aber erst auf der Lichtkörperebene hundertprozentig und absolut. Vorher ist alles relativ.

Die Schöpfung war von Anbeginn an vollkommen. Wenn ich allerdings durch die Beschränkung in meiner Wahrnehmung nur einen Bruchteil dieser Vollkommenheit erfasse, dann ergibt sich zwangsläufig ein begrenztes, um nicht zu sagen „falsches" Bild der Wirklichkeit. Höhere Wesen unterscheiden sich somit von solchen niederer Sphären, dass sie einen größeren Teil der Wirklichkeit wahrnehmen und von daher ein der letzten, objektiven

Wirklichkeit näherkommendes Bild von der Schöpfung haben als ihr.

Bevor wir unser Gespräch aufnahmen, fragtest du am Beispiel der Entwicklung in Südafrika, wie ein Land eine Lichtgestalt wie Nelson Mandela und gleichzeitig niederste Bewusstseinsqualitäten hervorbringen kann. Abgesehen davon, dass du nur einen Bruchteil der Wirklichkeit wahrnimmst, erlebst du dort das Polaritätsgesetz in einer krassen Form. Es gilt: Wo Licht ist, da ist auch Schatten! Beides hält sich die Waage. Überlege einmal, ob das zu Jesu Lebzeiten in Palästina etwa anders war? Gottes Sohn wandelte durch eine Welt voller Hass, Gewalt und Lieblosigkeit. Und doch war er die personifizierte Liebe und die Hoffnung der Welt, und aus einer kleinen Schar von Gläubigen wurde im Laufe der Zeit eine weltumspannende Gemeinde. Das heißt, auf längere Sicht gesehen setzt sich das Gute immer durch. So wird es auch diesmal sein.

Gut und Böse sind allerdings relative Begriffe. Aus geistiger Sicht könnte man „gut" auch als „Gott zugewandt" und „böse" als „von Gott abgewandt" definieren. Indem Gott seinen Kindern die Freiheit der Wahl zugestand, akzeptierte er auch, dass sie diese nutzten. Daher kann es aber auch keine wie immer geartete Bestrafung geben, wenn sich Geschöpfe von ihm abwenden. Was wäre das für ein Gott, der zuerst etwas zulässt, um denjenigen, der es dann nutzt, dafür zu bestrafen? Folgerichtig „lässt Gott sein Licht leuchten über den Gerechten wie den Ungerechten gleichermaßen". Also ist das Bild eines dualen Gottes – der einmal lobt und einmal bestraft – grundfalsch!

So wie der allumfassende Gott verhalten sich nun auch die von Gott geschaffenen Geister. Auch sie wollen sich durch ihre Schöpfungen selbst erfahren, und so stellen sie Teile aus sich heraus, die dann als Menschen über diese Welt wandern. So bist du,

Roland, nur eine Rolle eines Schauspielers, der schon als Hakon von Donarsberg, als Frau, als Bettler und als König, also in vielen wechselnden Rollen, auf dieser Weltenbühne aufgetreten ist. Die jeweiligen sehr unterschiedlichen Erfahrungen bereichern dein Höheres Selbst. Deshalb steht in der Bibel geschrieben: „Es fällt kein Spatz vom Baum und kein Haar von deinem Kopf, ohne dass ich es weiß!" Nutznießer aller Erfahrungen deiner jeweiligen Lebensrollen ist letztlich dein göttlicher Wesenskern, der Beobachter in dir. Jetzt verstehst du auch, warum es heißt, dass Gott nicht handelt, sondern Handlung betrachtet. Die Aufgabenverteilung zwischen allen Teilen des menschlichen Wesens ist klar: Der Geist schöpft ein neues seelisches Ich, lässt es dann los, beobachtet wie und auf welcher Grundlage es denkt, fühlt und handelt, wie es also im Leben agiert, ohne dabei einzugreifen.

Wer antwortet oder reagiert dann, wenn sich Menschen mit ihren Wünschen und Bitten an Gott wenden? Nun, in der Regel sind es höherstehende Teile der Schöpfung, die im Sinne Gottes und sich seiner Gesetze bewusst stellvertretend für ihn handeln. Letztlich handelt dann doch Gott. Denn wenn alles Gott entstammt, dann ist auch alles und jedes in letzter Konsequenz Gott! Man könnte somit sagen, dass der scheinbare Unterschied in den Geschöpfen nur darin beruht, in welchem Ausmaß sie sich ihrer Göttlichkeit bewusst sind. – Ich bin mir bewusst, dass dein Auffassungsvermögen jetzt an seine Grenzen kommt und es für heute genug der Unterweisungen ist. Zu gegebener Zeit wirst du mehr erfahren. Ich wünsche dir allzeit die rechte Erkenntnis und insbesondere Friede in deinem Herzen. Wenn auch die Dinge aus deiner Sicht sich oft negativ darstellen, erinnere dich immer daran, dass alles letztlich im Rahmen göttlicher Gesetze abläuft und dem Hirten kein Schaf verlorengeht. Die Liebe und der Friede Gottes seien mit dir!"

Als Roland wieder zu sich kommt, ist die Nacht bereits hereingebrochen. Das Feuer im Kamin ist fast erloschen, und die Geräusche des abendlichen Verkehrs dringen nur gedämpft zu ihm. Die Präsenz und Energie Jadasas war diesmal so stark, dass Ron noch eine Zeit lang wie betäubt im Sessel sitzt und Mühe hat, sich im Hier und Jetzt zurechtzufinden. Nach einer Weile erhebt er sich dann, um sich in der Küche sein Abendessen zuzubereiten. Bei einem Glas Rotwein macht er sich anschließend daran, das Gehörte in sein Tagebuch einzutragen.

Wie wenig die Menschen, und insbesondere die Politik, die richtigen Lehren aus dem Beinahe-Zusammenbruch der Banken und Versicherungen sowie der Automobilindustrie ziehen, wird Roland Alexander in diesen Tagen immer schmerzlicher bewusst. Aus wahltaktischen Gründen werden, wie beispielsweise durch die Abwrackprämie, Programme aufgelegt, die den Wähler beruhigen sollen, die Probleme aber nur in die Zukunft verschieben. Eben noch geißelte man die Gier einiger Bank- und Investmentmanager, die das internationale Finanzwesen an den Rand des Ruins getrieben hatte, um gleichzeitig durch kurzsichtige Finanzspritzen in atemberaubender Höhe diese Institutionen zu retten, ohne dabei wirklich durchgreifende Reformen in Gang zu setzen. Weltweit versucht man nur, die alten Zustände wiederherzustellen, die überholten Macht- und Kapitalstrukturen zu restaurieren und das System zu retten, ohne zu erkennen, dass gerade das die Welt dem Abgrund immer näher bringt. Es mangelt an der Einsicht, dass unsere Zivilisation, wie die untergegangenen zuvor, an der Unfähigkeit stirbt, grundlegende Strukturen zu verändern. Evolution ist dynamisches Leben, Statik ist Tod.

Auch im eigenen Unternehmen hat Ron erlebt, wie schwer es ist, eingefahrene Wege zu verlassen und Neues zu wagen. Nur sein großes persönliches Engagement für das neue Werk in den USA und sein Plan, gegen den Widerstand von Teilen der Anteilseigner der VENTA AG in der Krise neue Produkte aufzulegen und der Firma bisher fremde Märkte zu erschließen, hat nicht nur das Überleben der amerikanischen Tochterfirma gerettet, sondern auch viele Arbeitsplätze im Stammwerk gesichert. Inzwischen wird sein Kurs insbesondere vom Vorstandsvorsitzenden Dr. Rainer Franke vorbehaltlos gebilligt, der aufgrund seiner Erfahrungen mit Roland diesen in allem, was er tut, fast kritiklos unterstützt. Dies hat vor allem zu Konflikten mit Werner Seibold, dem Finanzvorstand des Unternehmens, geführt, der eine konservative Unternehmens- und Produktpolitik vertritt und in Ron einen unliebsamen Konkurrenten wittert, der mit seinem dubiosen heilerischen Einsatz den Vorstandsvorsitzenden zu einer, wie Werner Seibold es sieht, willfährigen Marionette des unerfahrenen Aufsteigers werden ließ. Ron lässt sich davon nicht beeindrucken und verfolgt im Unternehmen weiter unbeirrt seine Aufgaben.

Carola hat zwischenzeitlich eine neue, sie sehr beeindruckende Erfahrung gemacht. Eines Abends, Ron war noch im Büro, hatte sie plötzlich das überraschende Bedürfnis, ihrer ungeborenen Tochter einen Brief zu schreiben. Darin wollte sie ihre Erfahrungen seit Anfang ihrer Schwangerschaft, und insbesondere ihre nächtliche visionäre Begegnung mit ihr festhalten und den Brief ihrer Tochter dann später zu lesen geben. Ron und sie hatten sich zwischenzeitlich darauf geeinigt, ihr den Namen Lucia zu geben. Die erste deutlich wahrnehmbare Bewegung des Ungeborenen in ihrem Leib am Ende dieses Gespräches nahmen beide Eltern als Signal der Zustimmung ihres Kindes zu dieser Namenswahl. Nomen est omen. Namen ist Zeichen. So hatten sie mit dem Namen „Lucia“, was wörtlich „die Leuchtende“ bedeutet, dem Kind unbewusst bereits den Weg vorgezeichnet, den es später einmal gehen würde.

Als Carola an diesem Abend vor ihrem Schreibblock sitzt und überlegt, wie sie den Brief beginnen soll, entwickelt ihre rechte Hand mit dem Stift plötzlich ein irritierendes Eigenleben. Ohne ihr Zutun und wie von dritter Seite geführt, sinkt die Hand auf das Papier, und der Stift beginnt, anfänglich mühsam und als Carola ihren ersten Widerstand aufgibt immer schneller, Worte auf das Papier zu schreiben. Wort reiht sich an Wort, Satz an Satz und am Ende, als Carola geradezu erschöpft innehält und ihre Hand ihr plötzlich wieder gehorcht, hat sie in einer ihr fremden Schrift einen zweiseitigen Text zu Papier gebracht. Total perplex und auch ein wenig ängstlich wegen der unerwartet gemachten Erfahrung sowie überrascht über diese Art von Inbesitznahme von Teilen ihres Körpers durch einen unsichtbaren Dritten, nimmt sie die Blätter und beginnt zu lesen.

Sei gegrüßt, Tochter des Lichtes. Ich nenne Dich so, denn auch Du bist ein Lichtträger, nicht nur Dein Mann oder das heranwachsende Kind in Deinem Leib. Auch Du gehörst zu dieser Gruppe von Geistern, die sich zum Wohle der Erde und ihrer Bewohner verkörpert hat. Doch nun zu mir, der ich für Dich so scheinbar überraschend in Dein Leben getreten bin. „Scheinbar" deshalb, weil ich Dich schon lange unbemerkt und innerlich als Deine Geistführerin inspiriere und begleite. Wir haben dies vor Deiner Inkarnation so abgesprochen, da wir uns aus Vorleben kennen und auf geistiger Ebene sehr vertraut sind. In deinem Leben als Helena, die Frau von Hakon von Donarsberg, war ich Deine kleine Schwester Sarah, die nach meinem lebensgefährlichen Sturz am Ufer des Vulkansees in der Eifel von Deinem damaligen Mann gerettet und geheilt wurde. Erinnere Dich an unsere gemeinsame Kindheit auf dem Rittergut und daran, dass mein Unfall Dich und Deinen damaligen zukünftigen Mann erstmals zusammenführte! Du kannst mich auch weiterhin Sarah nennen, obwohl mein geistiger Name anders lautet. Da nicht nur Hakon oder Roland, wie er heute heißt, über einen direkten Kontakt zur jenseitigen Ebene verfügen soll und der mediale Kontakt geübt und gepflegt werden muss, bin ich jetzt in Dein Tagesbewusstsein getreten, und wenn Du willst, werden wir uns nun regelmäßig austauschen, und ich werde Dir mit Rat und Tat zur Seite stehen. Für heute soll es genug sein. Du musst Dich zuerst einmal von Deiner Überraschung erholen. Aber Du wirst sehen, wie schnell Dir wieder unsere schwesterliche Unterhaltung vertraut und ein Bedürfnis sein wird. Bis bald, meine Liebe! Und grüße meinen Retter von damals ganz herzlich von mir! Fühle, wie ich Dich zum Abschied umarme!

Ein wenig geschockt sitzt Carola vor der Botschaft und kann es nicht fassen. Während sie ein Glas Wein zur Entspannung trinkt, tauchen Erinnerungsfetzen an das damalige Leben in ihr auf. Die Gesichter ihrer Eltern und ihrer Schwester, das einfache und fast bäuerliche Leben auf dem Gut, der schreckliche Unfall ihrer kleinen Schwester, die bleich und reglos wie tot da lag, bevor Hakon von Donarsberg wie der Held im Märchen als Retter in der Not erschien, und wie die damalige Helena schon da, bei diesem ersten geheimnisvollen Auftauchen, sich in den gut aussehenden Ritter unsterblich verliebte. – Carola muss mehrmals den Kopf schütteln und kurz nach draußen auf den Balkon treten, um in der kalten Nachtluft tief durchzuatmen und wieder zu sich zu kommen. Da sieht sie Roland mit seinem Auto in die Einfahrt einbiegen und geht wieder ins Haus, um ihrem Mann von ihren unerwarteten und sie so tief berührenden Erfahrungen zu berichten.

9. Kapitel

Die Schleier lichten sich

Im Frühling 2009 ist Roland Alexander für einige Tage in die norwegische Hauptstadt Oslo gereist, um im Auftrag des Aufsichtsrats und des Vorstands der VENTA AG Verhandlungen zur Übernahme eines großen Mitbewerbers zu führen, der durch die Finanzkrise und starke Auftragseinbrüche in Schieflage gekommen ist und in die Insolvenz zu geraten droht. Da das deutsche Unternehmen bisher im skandinavischen Markt nur schwach vertreten ist, wäre der Kauf dieser alteingeführten Firma eine unerwartete Chance, sich neue und bisher schwer zugängliche Absatzmärkte zu sichern. Die Verhandlungen ziehen sich hin, in deren Verlauf Roland nicht nur mit Repräsentanten der betroffenen Banken und Angehörigen der norwegischen Inhaberfamilie, sondern auch mit an der Rettung des Unternehmens interessierten Politikern und Behördenvertretern intensive Gespräche führt. Ein besonderer, geradezu freundschaftlicher Kontakt entwickelt sich zu einem der leitenden Beamten des norwegischen Wirtschaftsministeriums, der dazu führt, dass sich die beiden auch abends nach Dienstschluss noch zu privatem Austausch treffen. Henrik Raske könnte von der Gestalt her der germanischen Sagenwelt entsprungen sein. Fast zwei Meter groß, von athletischer Gestalt und mit seinem rotblonden Vollbart an einen Wikinger des Mittelalters erinnernd, fand Roland Alexander in ihm einen überraschend sensiblen und feinfühligen Gesprächspartner mit großer Kenntnis und Interesse an der globalen Entwicklung und dem Schicksal der Menschen in der Dritten Welt.

Sie treffen sich öfters in einer kleinen Piano-Bar im Stadtzentrum, wo man ungestört miteinander reden kann. Zu Rolands Überraschung offenbart sich Henrik Raske im Verlauf ihrer Treffen als profunder Kenner der mythischen Sagenwelt Skandinaviens und der mitteleuropäischen Esoterik. So bleibt es nicht aus, dass Ron, anfänglich vorsichtig und zurückhaltend, dann aber immer offener und freier von seinen persönlichen Erfahrungen und Botschaften seit seiner Erweckung berichtet. Er findet in Henrik einen sehr interessierten Zuhörer, dem das Gehörte keineswegs fremd zu sein scheint. Besonders Rolands Schilderung der apokalyptischen Visionen und Botschaften treffen auf lebhafte Resonanz. Dann berichtet ihm der Norweger von in seinem Land und im Internet kursierenden Gerüchten über das Erscheinen eines neuen Planeten in unserem Sonnensystem. In diesen Berichten wird er abwechselnd Planet X, Nibiru, nach alter sumerischer, oder Phaeton, nach griechischer Überlieferung, genannt. Ein russischer Wissenschaftler habe ihn entdeckt, und die NASA würde ihr Wissen darüber aus taktischen Gründen zurückhalten. Ein norwegischer Politiker hätte sich bereits an die Öffentlichkeit gewandt und anonym die Welt vor den Folgen seines Vorbeiflugs und die Opfer, die das kosten könne, gewarnt. All dies geschähe um das Jahr 2012 herum, und Norwegen habe bereits damit begonnen, im ganzen Land Lebensmittel und Saatgut einzulagern und für eine zu rettende Elite schon mit dem Bau von Untergrundbasen und Bunkern begonnen. Gleiches täten auch viele andere Länder ohne Wissen ihrer Bevölkerung. Roland Alexander weiß nicht, was er von solchen Aussagen halten soll. Allerdings erinnert er sich daran, dass im Februar 2008 Presseberichte über eine „Arche Noah" für Kulturpflanzen um die Welt gingen. Im ewigen Eis auf Spitzbergen wurde die Weltsaatgutbank offiziell eröffnet und von europäischen Spitzenpolitikern als vorbeugende Maßnahme zur Sicherung globaler biologischer Vielfalt für künftige Generationen gefeiert. In einer Bunkeranlage, siebzig Meter unter der Erdoberfläche im Permafrost des Gesteins, sollen viereinhalb Millionen Samentüten aus Aluminium Platz finden. Ist das ein Zufall oder eine indirekte Bestätigung der international kursierenden Gerüchte um eine bevorstehende kosmische Katastrophe, die alles Leben auf diesem Planeten bedrohen würde und auf die sich Auserwählte vorbereiten? Später, in seinem Hotelbett, rauben Ron seine um die Zukunft kreisenden Gedanken ihm noch lange den Schlaf.

Am letzten Abend seines Aufenthalts in Oslo ist Roland noch einmal mit Henrik Raske zum Essen verabredet. Sein Gesprächspartner scheint seltsam bedrückt zu sein. Auf vorsichtiges Nachfragen hin eröffnet ihm sein neuer norwegischer Freund, dass er massive gesundheitliche Probleme habe, bei deren Lösung ihm Roland in seiner Rolle als Geistheiler vielleicht behilflich sein könne. Henrik habe heute morgen die Bestätigung seines Arztes erhalten, an Morbus Hodgkin im fortgeschrittenen Stadium erkrankt zu sein. Der Lymphdrüsenkrebs in seiner Lunge habe bereits Metastasen gebildet, und man rate ihm dringend zur sofortigen Behandlung. Die Krankheit sei erstmals bereits vor knapp einem Jahr ausgebrochen und damals erfolgreich durch Chemo-Therapie bekämpft worden. Nun hätte die regelmäßige Nachkontrolle ein Wiederauflammen der Krankheit zu Tage gebracht, und seine Ärzte rieten ihm jetzt dringend, als letzte medizinische Möglichkeit, zu einer Stammzellenübertragung. Da er aber das Vertrauen in die Schulmedizin verloren habe, suche er nun zuerst einmal nach alternativen Behandlungsmöglichkeiten. Da habe er, nach ihrem so außergewöhnlich intensiven persönlichen Kontakt der letzten Tage, an eine Behandlung bei Roland Alexander in Deutschland gedacht. Roland ist zwar betroffen von dieser Nachricht und überrascht vom Anliegen seines Gegenübers, will sich aber nicht verweigern und bietet dem kranken Norweger gern seine Hilfe an. Erleichtert und erfreut sagt Henrik Raske auf Vorschlag Rolands seinen Besuch für die Pfingstfeiertage zu, da der Heiler dann Zeit für ihn haben wird. Während dieser Tage wird der Kranke Rolands und Carolas Gast sein und bei ihnen wohnen, was Henrik nach anfänglichem Zögern – er will seinem neuen Freund und dessen Frau nicht zur Last fallen – dann doch gern annimmt. So verabschieden sich die beiden mit einer herzlichen Umarmung. Durch seinen üblichen abendlichen Anruf setzt Roland seine Frau über alles in Kenntnis, die sich über seine Behandlungszusage und Einladung erfreut zeigt und ihn in seiner Rolle als Heiler immer wieder geradezu enthusiastisch bestätigt.

Carola hat inzwischen häufiger den Kontakt mit ihrer Geistführerin gesucht. Die Botschaften, die sie als Schreibmedium erhält, kommen jetzt immer flüssiger und leichter, und da sie nicht nur persönlicher, sondern auch übergeordneter Natur sind, beabsichtigt sie diese später in Buchform herauszugeben. Das neueste Diktat hat es ihr besonders angetan: Der Mensch im Wassermann-Zeitalter ist dazu aufgerufen, endlich die wahren Werte des Lebens zu erkennen. Das bedeutet eine Drehung um 180 Grad. Die Umkehr des Denkens bewirkt, dass die Außenschau sich in die Innenschau umkehrt. Es ist selbstverständlich, dass man dabei die Welt mir ihrem Lärm und ihren Trugbildern einfach „entwertet". Sie zählt nicht mehr. Das ist aber einfacher gesagt als getan. Der Schein der Welt übt immerhin einen starken Magnetismus auf die Menschen aus. Die Seele hat dabei gar nichts zu sagen. Sie wartet still, bis der Mensch sich nach innen wendet. Sobald aber die Hinwendung nach innen geschieht, ergreift die Seele die Gelegenheit, sich stark und deutlich bemerkbar zu machen. Dies geschieht normalerweise, beim weltlich orientierten Menschen, in Augenblicken der Verzweiflung, sei es in materieller Not oder in einer schweren Krankheit. Die Notlage zwingt den Menschen regelrecht, zu sich selbst zu gehen, da er sich ja von allen möglichen Mächten und Kräften verlassen fühlt. Daran können wir schon erkennen, welchen Segen für das seelisch-geistige Wachstum solch eine Notlage mit sich bringt. Aber nicht jeder Mensch nützt diese sich ihm bietende Chance, nämlich dann, wenn er sich noch mehr verhärtet und die Stimme der eigenen Seele, die in ihm ruft, mit Fluchen und Zetern übertönt.

Der Erdenmensch in seiner Blindheit muss notgedrungen in Leid und Elend geführt werden, damit er in einer langwierigen Rückentwicklung wieder das Wesen wird, als das er erschaffen wurde – nämlich ein göttliches Lichtwesen. In Wahrheit besteht die ganze Schöpfung aus reinem Licht, weil Gott aus reiner Liebe erschaffen hat. Liebe ist Licht, reines Licht! Der Erdenmensch ist in Wahrheit immer noch dieses von Gott geschaffene Lichtwesen, aber man könnte sagen, er habe seine Strahlkraft verloren oder in Jahrtausenden nach und nach übertüncht. Nun ist es an der Zeit, diese Farbe, so schnell es geht, wieder abzublättern. Dass dies nicht reibungslos geschehen kann, sehen wir, wenn beispielweise ein Rembrandt von etlichen Übermalungen befreit werden soll.

Reibungsflächen sind genug vorhanden, dafür hat der Mensch in der Vergangenheit selbst gesorgt. Er musste seine Umwelt verformen, damit sie ihn jetzt formt. Durch die Denaturierung der Erde und ihrer Atmosphäre ist der Mensch höchsten Herausforderungen ausgesetzt. Das bezieht sich sowohl auf die Ernährung als auch auf Wohlbefinden, Moral und vieles mehr. Würdet ihr aus unserer Sicht das Gesamtchaos Erde betrachten können, ihr würdet euch die Haare ausraufen. Da aber meistens eure Perspektive sehr beschränkt ist, könnt ihr euch nicht vorstellen, wie ihr auf des Messers Schneide steht. Um euch aus dieser wirklich explosiven Situation zu befreien, wollen wir euch aus den himmlischen Sphären zu Hilfe kommen. Das kann aber nur geschehen, indem ihr uns selbst ein gutes Stück entgegenkommt.

Wir können nur der Seele Hilfe bringen, die sich uns, also den geistigen Wahrheiten, öffnet. Es liegt also nur an Dir, und nur an Dir allein, ob Du Dich den göttlichen Boten öffnest oder verschließt. Es kostet Dich weder Zeit noch Geld, es kostet Dich nur eine Gedankenanstrengung, eine Hinwendung. Wo auch immer Du Dich befindest, unterwegs, an Deinem Arbeitsplatz, in der Stille oder im Lärm der Welt, Deine Gedanken gehören nur Dir allein. Du magst unter allen möglichen Kontrollen stehen, aber Deine Gedanken kontrollierst Du ganz allein. Es ist aber in jedem Fall eine innere Anstrengung nötig, um im Getriebe der Welt einen hohen, lichtvollen Gedanken zu denken. Viel einfacher ist es in der Stille. Die Stillen sind die Starken. Nicht die Karrieremacher, nicht die Muskelprotze und Marktschreier sondern es sind die Kleinen, scheinbar Schwachen, die Stillen, die mit ihrer Seele kommunizieren. Da es im Geistigen keine Trennung gibt, sind sie es auch, die den Zugang zu unseren geistigen Welten haben. Eure geistigen Freunde und Helfer orientieren sich nach der Stärke Eures inneren Lichtes. Gleiches zieht Gleiches an.

Kein Seelenlicht erlischt gänzlich. Der Gottesfunke in jeder Seele ist auch nicht durch die dunkelsten Machenschaften zu löschen. Dieser Gottesfunke ist es, der den Menschen durch die Wirrnisse hindurch führt. Es ist absolut undenkbar, dass man völlig in die Irre geht, ein kleines Licht ist in jeder Sache, so dass nichts absolut schlecht ist. Deshalb gibt es auch keine ewige Verdammnis. Selbst Judas hat Gelegenheit, sich zu läutern und wieder das ursprüngliche Lichtwesen zu werden. Hätte er Jesus nicht verraten, dann hätte es ein anderer getan, weil es im göttlichen Plan vorgesehen war. Die Menschen haben allgemein die üble Angewohnheit, zuerst das Negative im Mitmenschen zu sehen, aber auch da sollte man seine Ansicht auf den Kopf stellen. Wenn auch nur ein Funke Gutes zu sehen ist, dann ist der Mensch gut. Das Schlechte wird entwertet durch Nichtbeachten. Eine Seele nimmt sich ja freiwillig einen zum Bösen neigenden Körper, wenn sie auf ihr Karma schaut und weiß, dass sie genau in dieser Verkörperung das Leid erfährt, das sie anderen angetan hat. Nur so kann sie ihr Karma abtragen.

Genauso ist es mit der Seele, die sich ein wohlbegütertes Umfeld sucht, weil sie einmal in großer Armut gelebt hat und nun mit vollen Händen austeilen möchte. Mit dieser Neigung bleibt dieser Mensch allerdings nicht lange reich. Das sind meistens die Söhne und Töchter reicher Eltern, denen am Besitz nichts liegt. Das sind dann die ach so undankbaren Kinder, die das Abmühen und Zusammenraffen der Eltern nicht genügend würdigen. Die neue Generation legt bewusst keinen Wert auf irdische Güter, weil diese Seelen sich aus ganz anderen Motiven inkarniert haben. Sie kommen in eine betont materielle Welt, in der sie sich zuerst nicht zurechtfinden. Aber irgendwann setzt die Seele ihre Mission durch, das bedeutet dann allerdings die totale Konfrontation. Beispiele auszuführen ist hier müßig.

Die Welt mit ihrem Besitzdenken und ihrem falschen Glanz widert die neue Generation geradezu an. Also geht man zum Gegenangriff über: Lässige Kleidung, Bartwuchs, bequemes Schuhwerk usw. Gearbeitet wird nur, um zu leben, man lebt nicht mehr nur, um zu arbeiten. Auch kirchliche Institutionen werden nicht mehr anerkannt, und das ist gut so. Der Mensch, der in Dogmen, Ge- und Verboten eingezwängt ist, kann sich nicht frei entfalten. Wie kann ein Kind, das mit sechs Wochen durch die Taufe in eine bestimmte Konfession eingebunden wird, wissen, welchen religiösen Weg es einmal gehen will, wenn es selbstständig denken kann. Es braucht kostbare Zeit, um sich aus dieser Bindung oder Erziehung zu lösen.

Wann begreift die Welt, dass Gott universell ist, dass er sozusagen jedem gehört und nicht nur bestimmten Konfessionen, die sich dieses Privileg selber verliehen haben, so wie Napoleon sich selbst die Krone aufs Haupt setzte. Was wäre die Welt ohne die materielle Sicht? Ein Paradies, wie sie es einmal war. Aber dazu soll es wieder kommen. Dies wird nicht möglich sein ohne eine gründliche Reinigung. Der Mensch in seiner Verblendung kann ohne die Hilfe aus den geistigen Sphären seine Misere nicht mehr in den Griff bekommen, zu tief steht er in der Verstrickung.

Nach der Rückkehr aus Oslo hat Roland in der Nacht wieder einmal eine Begegnung mit Jadasa, die ihm rät, sich noch mehr mit der seelischen Ursache körperlicher Erkrankungen auseinanderzusetzen; und so besucht er bald darauf ein entsprechendes Seminar bei dem Heiler und Reinkarnationstherapeuten Werner Traugott. Dort lernt er umfassend die Funktion und Bedeutung der Haupt- und Neben-Chakras kennen, welche Organe welche seelische Problematik spiegeln und wie man in der Kombination von Energie- und Rückführungstherapie im Trancezustand das Seelische erlösen und dadurch die Selbstheilungskräfte des Körpers reaktivieren kann, so dass der Patient wieder heil und gesund werden kann. Vor dem Hintergrund dieses umfassenden Wissens fühlt sich Ron viel sicherer in seinem Tun als Heiler, insbesondere im Hinblick auf die bevorstehende Behandlung seines norwegischen Freundes, der, wie verabredet, am Donnerstag vor Pfingsten anreist.

Henrik Raske gibt sich zwar betont fit und gut gelaunt bei seiner Ankunft, aber Roland wie auch Carola spüren die Unsicherheit und Angst im Hintergrund und nehmen mitfühlend wahr, wie er beim gemeinsamen Abendessen innerlich zusammensackt, wenn er sich für einen Moment unbeobachtet fühlt. Carola, durch die eigene Mutterschaft sensibilisiert, hat schnell das sanfte und verstörte Kind in dem äußerlich robusten und großen Riesen gefühlt und ihn spontan ins Herz geschlossen. Roland hat sich über die Pfingsttage eine Woche Urlaub genommen, und so will er gleich am kommenden Morgen mit der Therapie anfangen.

Roland beginnt die Behandlung in seinem Arbeitszimmer mit einem lockeren Gespräch über das bisherige Leben seines Patienten. Er will dabei herausfinden, ob sich in Henriks Erinnerung traumatisierte Erfahrungen finden lassen, die die Krankheit ausgelöst haben können. Vor dem Hintergrund seiner bei Werner Traugott neu erworbenen Kenntnisse hat er in Henriks Krankheitsbild einen bestimmten Konflikt erkannt, dessen Ursache es zu begreifen und zu verändern gilt. Der Tumor im Lymphgewebe der Lunge berührt zwei Organe, die Lunge und die Lymphe. Die Lunge signalisiert, wie die Haut, einen seelischen Grenzkonflikt. Beide Organe bringen uns mit der Außenwelt in Berührung, die Haut unmittelbar, die Lunge über den Atem. Wenn ich seelisch unter Druck gerate oder Angst habe, bleibt mir die Luft weg, und wenn mir äußere Grenzen zu eng gesteckt werden, mir die Freiheit genommen wird, meine persönlichen Grenzen nicht gewahrt und geachtet werden, habe ich infolgedessen keinen Raum zum Atmen, und es wird eng in meiner Brust.

Die Lymphe, Henriks zweiter betroffener Organbereich, ist Teil des menschlichen Immunsystems und steht für seine Abwehr- und Verteidigungsproblematik. Seine Erkrankung besagt also, dass in dem Norweger ein wie auch immer gearteter Konflikt bezüglich der Wahrung und Verteidigung seiner Grenzen existiert. Die Art der Erkrankung „Krebs" steht dabei für einen seelisch subjektiv unlösbaren Konflikt, ein unerlöstes Trauma. Das alles erklärt Roland Alexander seinem neuen Patienten, und beide machen sich daran, von der Kindheit bis in die Neuzeit Henriks Erinnerung zu durchforsten, ob es etwas Derartiges in ihm gibt. Aber trotz intensiver Nachfrage durch den Heiler und Henriks angestrengtem Nachdenken lässt sich im Bewusstsein des Patienten nichts Entsprechendes finden. Henriks heutiges Leben ist in der Rückschau von keinen großen Höhen und Tiefen gekennzeichnet, es verlief, wie sein ganzer Charakter, sanft und aggressionsfrei. Auf die Frage, was bisher die schlimmste Erfahrung in seinem Leben gewesen sei, muss Henrik lange nachdenken, um sich dann an den Tod seiner Großmutter zu erinnern, die ihm als Kind die wichtigste Person in seinem Umfeld gewesen sei. Sonst fällt ihm beim besten Willen nichts gravierend Negatives ein.

Damit ist für Roland klar, dass die Ursache von Henriks heutiger Erkrankung mit hoher Wahrscheinlichkeit im Gestern, in einem Vorleben zu suchen ist und eine Reinkarnationstherapie die einzige Möglichkeit sein wird, die seelische Ursache für den Tumor konkret aufzudecken und zu erlösen. Zuerst aber will Roland das Energiesystem seines Patienten überprüfen und bittet Henrik deshalb, sich auf die Couch in seinem Arbeitszimmer zu legen.

Bei der Überprüfung der Haupt-Chakras stellt Roland in Henriks System zwei Blockaden und eine Falschdrehung fest. Das Solarplexus- und das Herz-Chakra sind blockiert, und das Kehl-Chakra dreht falsch. Die Blockade des Solarplexus besagt, dass Henriks „Ich", möglicherweise erst hervorgerufen durch die kürzlich erfahrene Diagnose, sehr betroffen und geschwächt ist. Das Herz-Chakra, das unter anderem auch die Entwicklung des Immunsystems und des unteren Lungenbereichs steuert, spiegelt durch seine Blockade eine massive emotionale Belastung durch die Außenwelt; und das falschdrehende Kehl-Chakra, das unter anderem auch die Bronchien steuert, steht für die Kommunikationsfähigkeit und wie gut der Betreffende los- und zulassen kann. Die Interpretation der Chakras ergänzt die seelische Deutung der Organe bzw. deren Erkrankung und rundet das Bild, das sich der Heiler von seinem Patienten macht, ab. Das Chakra-Signal sagt dabei etwas über den generellen Seelenzustand, das Krankheitsbild etwas über die spezielle persönliche Betroffenheitslage des Kranken aus. Daraufhin überprüft Roland noch die Yin/Yang-Verteilung in Henriks Aura und ist nicht überrascht, eine starke Dominanz des Yin in der linken Körperhälfte vorzufinden. Das Henrik ein Empfindungstyp ist, war ihm schon in Norwegen klar geworden.

Das alles erklärt Roland seinem Freund und kündigt ihm an, dass er in der folgenden Behandlung zuerst für Energieausgleich in seinem System und dann für eine Korrektur der negativen Chakra-Signale sorgen wird. Danach wird er sich um die betroffenen Organe kümmern und das Gesamtsystem durch längeres Handauflegen harmonisieren. Henrik, der noch nie bei einem Geistheiler war, ist gespannt, was da auf ihn zukommt, und schließt vertrauensvoll die Augen, um seine Aufmerksamkeit leichter nach innen wenden und den Fluss der Energien besser spüren zu können.

Während der zwanzigminütigen Behandlung kommt Roland Alexander selbst ins Schwitzen, so viel Energie fließt durch seine Hände. Besonders die betroffenen Chakra-Bereiche saugen geradezu das heilerische Licht auf. Starke Muskelzuckungen seines Patienten zeigen Ron, wie viel Stress sich in Henrik angesammelt hat. Tiefe Atemzüge und ein leises Schnarchen verraten dem Heiler bald darauf, dass die tiefe Entspannung seines Freundes in einen heilsamen Schlaf übergegangen ist, und so lässt ihn Roland nach Beendigung der Therapie weiterschlafen. Als Henrik nach über einer Stunde erwacht und sich überrascht aufrichtet, kann man deutlich erste Veränderungen an ihm wahrnehmen. Aus den Augen ist der depressive Ausdruck gewichen, und sein Gesicht wirkt frisch und gut durchblutet.

„So ausgeschlafen und gut habe ich mich schon lange nicht mehr gefühlt! Zuerst habe ich gedacht, Du wolltest mir Löcher in den Körper brennen, so heiß waren Deine Hände. Dann wurde es in mir von Kopf bis Fuß ganz warm, und dann muss ich wohl eingeschlafen sein. Ach ja, eins habe ich noch vergessen, meine rechte Körperseite fing plötzlich ganz stark an zu kribbeln, als wenn Ameisen durch meinen rechten Arm und das Bein laufen würden. Also wirklich, ganz toll! Es geht mir jetzt richtig gut!"

Und dann nimmt Henrik Roland dankbar in die Arme und drückt ihn heftig.

Roland lächelt erfreut und meint dann: „Heute Nachmittag machen wir weiter. Nach einer zweiten Energietherapie machen wir uns dann auf die Suche nach der Ursache Deiner Erkrankung. Das heißt, wir versuchen zum ersten Mal eine Rückführung. Ich will Dir dazu im Vorfeld nicht mehr sagen, als dass ich Dich in eine Trance führe, Dich mit Deinem Geistführer in Kontakt bringe und er mit Dir durch das Tor von Zeit und Raum in das verantwortliche frühere Leben gehen wird. Du wirst mir mit normaler Stimme alles erzählen, was Du innerlich erlebst, und ich steuere den Verlauf der Therapie durch entsprechende Fragen, die ich an Dich richte. Sollten wir bereits auf das ursächliche Trauma stoßen, so werde ich Dir durch geeignete Suggestionen helfen, es zu erlösen."

Als Roland den skeptischen Gesichtsausdruck von Henrik sieht, meint er: „Mache Dir keine unnötigen Sorgen, wir haben genügend Zeit, weitere Versuche zu starten, wenn es beim ersten Mal nicht klappen sollte."

Beide Männer verlassen Rons Arbeitszimmer und fahren anschließend ins Zentrum, damit Henrik auch etwas von der Stadt zu sehen bekommt. Anschließend wollen sie sich mit Carola zum Mittagessen treffen, die bereits dort ist, um letzte Einkäufe zur Einrichtung des Kinderzimmers und der notwendigen Babywäsche zu machen.

Gegen 16 Uhr am Nachmittag beginnen die beiden mit der zweiten Therapiesitzung. Henrik hat sich fest vorgenommen, diesmal nicht einzuschlafen. So erlebt er noch deutlicher als beim ersten Mal den Fluss der Energien in seinem Körper und wie er immer tiefer in die Liege zu sinken scheint. Als Ron mit der Rückführung beginnt, hat Henrik bald das Gefühl, schwere- und gleichzeitig bewegungslos zu sein. Er folgt innerlich mühelos den Suggestionen, die ihn zu einer Reise durch seinen Körper animieren und ihn anschließend mit der Lichtgestalt seines Geistführers zusammenbringen, mit dem er gemeinsam durch das Tor von Zeit und Raum in ein früheres Leben wandert. So erlebt sich Henrik unvermittelt als Trapper in Nordamerika, der eines Tages durch den Wald reitet, um seine aufgestellten Fallen zu kontrollieren und zu sehen, ob sich etwas darin gefangen hat. Plötzlich wird er aus dem Hinterhalt angegriffen und von einem Pfeil in die Brust getroffen. Henrik erinnert sich, wie er vom durchgehenden Pferd fällt. Indianer brechen aus dem Gebüsch, fallen über ihn her, skalpieren ihn und schneiden ihm die Kehle durch. Das Ganze ist von starken Gefühlen der Angst und des Entsetzens begleitet, und ihm wird in der Trance bewusst, dass dieses Druckgefühl in seiner Brust das Gleiche ist wie während des ersten Ausbruches seiner heutigen Erkrankung.

An diesem Punkt von Henriks Rückerinnerung stoppt der Heiler den Fluss der Bilder und Emotionen und fordert Henrik auf, in der Gestalt seines heutigen Ichs in die erlebte Szene zu gehen und sich um sein totes früheres Ich zu kümmern. Ron suggeriert seinem Patienten in der Trance, seinen damaligen toten Körper in den Arm zu nehmen, seine Hände auf die Wunden auf dem Kopf und der Brust zu legen und das heilerische Licht, das in allen Menschen schlummert, in sein Bruder-Ich zu leiten und zu erleben, wie das die alten Wunden heilt und wie das frühere Ich wieder zum Leben erwacht. Henrik ist in der Trance erstaunt und erschüttert, dass er das alles erlebt und deutlich fühlt. Anschließend folgt er weiter den Suggestionen Rolands und geht mit seinem früheren Ich Arm in Arm zurück in seinen Herztempel, dorthin, woher alle Ich-Formen kommen, wo wir im ureigentlichen Sinne zu Hause sind. Ron lässt seinen Patienten und sein früheres Ich durch die paradiesische Parklandschaft der Tempelanlage wandern. Die heilsame Begegnung mit den dort lebenden Pflanzen und Tieren löscht die letzten Reste des Traumas in Henriks Seele in Gestalt seines früheren Ichs, und so wandern beide zusammen zum Schluss in die große Halle, in deren Mitte die leuchtende und machtvolle Geistflamme brennt,

Symbol für den Göttlichen Funken im Menschen. Beide setzen sich um die Flamme herum und öffnen auf Rons Suggestion hin ihre Herzen, deren Licht sich daraufhin mit dem der Flamme vereint. Die Flamme schwillt an und erfasst beide. Henrik erlebt so in der Trance, wie er und sein Bruder-Ich sich auflösen und eins werden mit diesem flammenden Licht. Beide Schöpfungen ihres Geistes sind zurückgekehrt in ihren Ursprung. Alles ist eins geworden. Henrik spürt unter Tränen, wie Schmerz, Trauer und Angst endgültig von ihm abfallen und tiefe Ruhe und Stille in ihn einkehren.

Von Roland in der Trance befragt, antwortet ihm Henrik, dass er sich jetzt sehr viel besser fühle, er aber noch in den Tiefen seines Herzens etwas spüre, was sich dem Erlebten widersetze. Daraufhin lässt ihn der Heiler ein zweites Mal durch das Tor von Zeit und Raum gehen. Nach einigem Zögern erlebt sich sein Freund plötzlich als junge Frau, die von einem Mann verfolgt und anschließend vergewaltigt wird. Henrik empfindet in der Trance deutlich seine damalige Scham und wie schrecklich das Ganze für ihn gewesen ist. Völlig verstört begeht dieses Schwester-Ich kurz darauf Selbstmord. Und wieder fließen bei dem heutigen Mann die Tränen. Roland wiederholt das Erlösungs-Ritual, lässt Henrik sein Schwester-Ich wiederbeleben und zurückführen und sich mit ihm in der Flamme seines Herzens auflösen. Noch einmal befragt, wie es ihm nun gehe, reagiert Henrik fast enthusiastisch. Er fühle sich unglaublich gut und befreit, und seine Brust sei jetzt ganz weit und offen. Roland holt seinen Patienten schrittweise zurück aus der Trance und blickt dann in die glänzenden und vor Freude strahlenden Augen seines Freundes. Wortlos umarmen sich die beiden, und Roland schlägt Henrik vor, zum Abschluss noch bei einem Glas Wein seine Erfahrungen und deren Bedeutung mit ihm zu besprechen. Der Norweger willigt freudig ein, und beide setzen sich dazu vor den Kamin, in dem bereits ein wärmendes Feuer brennt.

„Du hast jetzt geradezu lehrbuchhaft den Zusammenhang zwischen ursächlichem Trauma und folgender Spiegelung im Körper erlebt. Beide Leben endeten abrupt mit einem gravierenden Grenzkonflikt. In beiden Fällen versagte Deine Abwehr, wurde Deine Grenze verletzt und durchbrochen. Die Organe, die diesen seelischen Bereich spiegeln, sind die Lunge, die ja auch damals bei dem Indianerüberfall verletzt wurde, und die Lymphe. Beide traumatische Erfahrungen haben sich sozusagen in Dir addiert und erzeugten im Hier und Jetzt das entsprechend starke Signal, den Krebs. Durch die Erlösungssuggestionen haben wir Deiner Seele geholfen, sich aus ihren Verstrickungen zu befreien, und deshalb fühlst Du Dich jetzt so gut. Da der Krebs kein Eigenleben hat, sondern die Folge des seelischen Zustands ist, muss er sich jetzt – nachdem wir die zugrunde liegenden Traumata erlöst haben – logischerweise von alleine wieder zurückbilden. Diesen Prozess werden wir in den kommenden Sitzungen durch weitere Energiezuführung unterstützen und damit die Selbstheilungskräfte deines Körpers aktivieren und stärken. Und dann sind wir beide gespannt darauf, was nach deiner Rückkehr die neue Computertomographie deines Arztes in Norwegen zeigen wird. Also, lass uns jetzt auf Deine baldige Genesung anstoßen!"

Beide prosten sich zu, und während Henrik der neugierigen Carola den Verlauf seiner Therapie haarklein erzählen muss, schreibt Roland das Erlebte in sein Tagebuch. Anschließend ziehen sich alle Drei zu einem festlichen Opernbesuch um. So endet ein entscheidender Tag in Henriks Leben mit den imposanten Klängen von Verdis Oper „Nabucco". Für ihn hat der „Gefangenenchor" jetzt, da er sich aus eigener Gefangenschaft befreit fühlt, plötzlich eine ganz neue Bedeutung.

Roland behandelt seinen Freund noch fünf Mal während der Pfingsttage, und Henrik hat das ihn sehr bewegende Gefühl, in diesen Tagen wirklich eine Geistausschüttung zu erleben. Die Intensität seiner Erfahrungen steigert sich mit jeder Sitzung, und obwohl es nicht mehr um Rückführung geht, erlebt er eine Flut von Bildern, die spontan aus seinem Unterbewusstsein auftauchen. Henrik ist sehr bewegt, als ihm dabei klar wird, dass sein Geistführer aus der Reinkarnationstherapie seine ehemalige Großmutter ist, die immer noch über ihn wacht. Als sich der Norweger am Ende seiner Behandlung dankbar von Roland und Carola verabschiedet, verabredet man, in engem Kontakt zu bleiben und dass Henrik sich direkt meldet, wenn ihm die Ergebnisse der neuen Computertomographie bekannt werden. Roland bringt ihn noch zum Flughafen, und als er Henrik zum letzten Mal umarmt, weiß er plötzlich, woher er ihn aus der Vergangenheit kennt. Der Norweger war damals sein Lehnsherr Kaiser Friedrich II. gewesen. Auch diesen durfte er aus lebensgefährlicher Situation retten, als er einem Giftanschlag zum Opfer gefallen war. Die Beziehung zwischen ihnen beiden ist damals wie heute von dem gleichen Vertrauen getragen. Nachdenklich kehrt Roland zu seinem Wagen zurück und ist immer wieder über die Bande des Schicksals erstaunt, die über Raum und Zeit hinwegreichen.

In diesen sonnigen Maitagen des Jahres 2009 nähert sich Carolas Schwangerschaft ihrem Ende. Die Umstellung ihres Körpers hatte sie wenig beeinträchtigt, und so hatte sie diese Zeit der Mutterschaft geradezu genossen. Sie empfand einen innigen Kontakt zu dem in ihr heranwachsenden Leben, obwohl Lucia, die frühere Shalimar, sich zwischenzeitlich nicht mehr in ihren Träumen und Visionen gezeigt hatte. Dafür häuften sich die medialen Botschaften, die Carola von ihrer ehemaligen Schwester und heutigen Geistführerin empfing. Als Einstimmung auf die Geburt und Vorbereitung auf die Elternschaft sandte Sarah der werdenden Mutter die folgenden Gedanken zum Thema „Gerechtigkeit im Umgang mit Kindern“.

„Der Umgang mit Kindern erfordert viel Geduld, Nachsicht und Erziehungsgabe, aber vor allen Dingen erfordert es sehr viel

Gerechtigkeit. In fast keinem Gebiet des menschlichen Umgangs werden so viele Fehler und Ungerechtigkeiten begangen wie bei der Kindererziehung.

Als Erstes wird übersehen, dass das neugeborene Kind mit ganz festumrissenen und selbstgestellten Aufgaben zur Erde kommt. Es hat, wie jeder Erwachsene, seinen freien Willen und sein eigenes Bewusstsein. So, da ist nun der neue Erdenmensch! Wie stehen die Eltern oder sogar die Großeltern zu ihm? Da hat man Pläne über Pläne, Vorstellungen und Wünsche. Je besser man es mit dem Kind meint, um so mehr füttert man sein eigenes Ego. Das Kind soll etwas Besonderes werden, es muss zum Vorzeigen sein, es soll auch nichts entbehren, es soll es besser haben als wir. Wozu führt diese Erziehung? Zur Verweichlichung, zur regelrechten Vergewaltigung der eigenen Entfaltungsmöglichkeiten. Die mitgebrachten Neigungen und Talente werden von den Eltern sozusagen umprogrammiert. Neigungen, die das heranwachsende Kind zeigt, passen nicht in den vorgefassten Plan der erweiterten Familie.

Nicht selten gehen allerdings diese meist hohen, gesellschaftsgefälligen Pläne vollkommen daneben. Nämlich dann, wenn das Kind, d.h. die Seele, stark genug ist, sich unbeirrt durchzusetzen und eigene Wege und Ziele zu verfolgen. Dann ist die Familie zutiefst enttäuscht über das missratene Kind. Welcher Vater oder welche Mutter macht sich ernsthafte Gedanken darüber, welche Schule und welcher Beruf für die geistig-seelische Entwicklung dieses jungen Menschen das Förderlichste ist? Da gibt es alle möglichen Einrichtungen zur Förderung von diesem und jenem Berufs- oder Fortbildungsgebiet, aber wer gründet einen Förderungsverein für das Heranbilden junger Menschen – oder auch Erwachsener – im seelisch-geistigen Bereich? Es gibt einige wenige, aber wie begegnet man diesen? Diese Wenigen müssen von milden Gaben leben. Aber diese Wenigen sind der Hilfe Gottes und der Hilfe aller geistigen Mächte sicher. Wie ganz zu Anfang schon erwähnt, kann keine Macht der Welt diese Entwicklung für die ganze Menschheit behindern. Die Schar der *Weißen Bruderschaft* auf Erden wird immer größer und stärker.

Nun wollen wir uns wieder dem Umgang mit Kindern und Jugendlichen widmen. Das Wichtige dabei ist, dass es für beide Parteien, also für Kinder und Eltern, geistig-seelisches Wachstum bedeuten kann, wenn sie in der rechten Weise miteinander umgehen. Die Rechthaberei ist in der derzeitigen älteren Generation noch stark vertreten. Das muss sich ändern. Eltern dürfen ihre Kinder nicht mehr als Untergebene ansehen. Sie sind es auch nicht mehr. Das Kind kam ja gerade zu diesen Eltern als Partner, weil sie noch ein unbereinigtes Konto miteinander haben. Also muss jeder sein Bestes geben, damit eines Tages die Bilanz stimmt. Die so oft erwähnten Sorgen um die Kinder sind fast immer überflüssig, denn die sogenannten Sorgen der Eltern drehen sich sehr oft um das eigene Ansehen in der Gesellschaft. Eltern, die fest gläubig und vertrauend ihre Kinder der weisen Führung Gottes überlassen, brauchen sich keine Sorgen um diese zu machen."

Am 26.6.2009, morgens um halb acht, erblickt Lucia zum ersten Mal das Licht der Welt. Ernsthaft, mit großen und überraschend wachen blauen Augen schaut sie ihre Mutter an, die vom ersten Augenblick an in sie vernarrt ist. Roland, der die ganze Geburt begleitet hat, darf die Nabelschnur durchschneiden und hält – während die Hebamme sich um Carolas Nachgeburt kümmert – sein erstes Kind liebevoll in den Armen. Lucia schläft selig, und der begeisterte Vater kann mit Muße und voller Zärtlichkeit die schöne Kopfform und die kleinen Fingerchen und Füßchen seiner Tochter betrachten. Roland wird sich bewusst, dass er noch nie so wie in diesem Augenblick empfunden hat. Diese sofort vorhandene Liebe zu Lucia ist von ganz anderer Qualität als die zu Carola. Nicht stärker oder besser, nur ganz anders, von mehr

Fürsorge und dem Wunsch zu beschützen begleitet. Ungern lässt er seine neue Liebe los, als die Mutter ihr Recht fordert und ihre Tochter zum ersten Mal an ihre Brust legen will. Nach Stunden des ersten beglückenden Zusammenseins der jungen Familie verlässt Roland am frühen Nachmittag die Klinik, um sich um die notwendigen Formalitäten zu kümmern und um Carolas Eltern zu benachrichtigen. Betroffen hört er im Autoradio, dass soeben der Tod Michael Jacksons gemeldet wird. Die eine kam, der andere ging aus dieser Welt. Ron war zwar nie ein Fan des King of Pop, wie ihn seine enthusiastischen Anhänger gefeiert haben, aber er war voll Mitgefühl für das Ringen des jungen Farbigen gewesen, der zeitlebens um Anerkennung gekämpft und dabei, wie Roland es empfand, sich selbst weitgehend verloren hatte. Die Botschaft Sarahs kommt ihm in den Sinn und wie zutreffend sie wohl für die Elternbeziehung und Kindheit des verstorbenen Pop-Idols ist. Die Klänge von Jacksons berühmten Song „Billie Jean“ begleiten ihn auf der Heimfahrt.

Drei Tage später hat Lucia ihr Kinderzimmer bezogen, und beide Eltern schauen stolz auf das kleine Wesen in seinem Kinderbettchen. Roland Alexander findet es wunderbar, Vater zu sein. Er hat seinen Arm um Carola gelegt, der vor Freude die Tränen in die Augen gestiegen sind. Auch als Lucia schließlich friedlich und satt an der Brust ihrer Mutter eingeschlafen ist, fällt es den Eltern schwer, sie allein zu lassen, und insbesondere Carola geht alle fünf Minuten nachschauen, ob es ihrem Liebling noch gut geht.

In der Firma beglückwünscht man den neuen Vater zu seinem Nachwuchs und wünscht Mutter und Kind alles Gute. An seinen Schreibtisch zurückgekehrt, fällt es Ron schwer, die Gedanken an zu Hause abzuschütteln und sich ganz auf seine Arbeit zu konzentrieren. Aber die Probleme, die die Krise mit sich bringt, und ihre Auswirkungen auf sein Unternehmen nehmen ihn bald wieder ganz in Beschlag. Gegen Ende des Tages erreicht ihn ein Anruf Henrik Raskes, der ihm freudig und erleichtert von den Ergebnissen der Nachuntersuchung berichtet. Bei der Begutachtung der neuen Computertomographie habe ihm der behandelnde Arzt erstaunt gesagt, dass er zwar nicht wisse, was der Kranke zwischenzeitlich zu seiner Heilung getan habe, aber er solle auf jeden Fall so weitermachen. Das Bild zeige eine deutliche Besserung der Situation und belege einen signifikanten Rückgang des Krebses. Einige Metastasen seien bereits gänzlich verschwunden, und auch der Primärtumor habe sich stark zurückgebildet. Man wolle den Fortschritt zwar weiter kontrollieren, aber von weiteren Chemotherapien oder gar einer Stammzellenübertragung sei nicht mehr die Rede. Henrik dankt seinem Heiler noch einmal überschwänglich, und Roland verspricht ihm, durch regelmäßige Ferntherapie am Abend sich weiterhin um Henriks Gesundung zu bemühen. Zum Schluss des Gesprächs lädt der Norweger seinen deutschen Freund und seine Familie zu einem Herbsturlaub in sein Ferienhaus am Meer ein und macht das Ron schmackhaft, indem er leidenschaftlich davon schwärmt, dass kein anderes Land eine Küste besitze, die sich besser zum Segeln und Wassersport aller Art eigne. Roland beendet das Gespräch mit dem Versprechen, sich bei Carola dafür einzusetzen und Henrik bald zu informieren.

Am nächsten Tag erhält Roland durch einen befreundeten Kollegen eine bestürzende Nachricht. Ralph Vogtländer, der Physiker in leitender Funktion bei CERN und ehemalige Studienkollege, war eines der deutschen Opfer beim Absturz der Air France Maschine Anfang Juni auf dem Flug von Brasilien nach Frankreich. Bei diesem mysteriösen Absturz in der tropischen Zone des Atlantiks kamen 228 Menschen, darunter 28 Deutsche, ums Leben. Bei Nachforschungen im Internet stößt Roland auf eine Vielzahl von Theorien, die für den unerklärlichen Absturz von unterschiedlich interessierter Seite jeweils als Ursache behauptet werden. Manche spekulieren über ein schief gelaufenes Experiment der Amerikaner mit dem HAARP-Netz in Alaska und über die von ihm produzierten gigantischen Wellen in der Stratosphäre. Andere vermuten, ein Meteorit könne den Airbus getroffen haben. Hersteller und Airline glauben an einen Ausfall der Geschwindigkeitsmesser durch Vereisung. Spanische Piloten beobachteten einen hellen Lichtstrahl am vermutlichen Absturzort, der sich vertikal nach unten bewegte und sich dann in sechs Einzelteile aufgelöst habe. Die wahre Unfallursache wird wohl für immer unbekannt bleiben, da die Flugschreiber nicht gefunden werden konnten. Roland empfindet es als Ironie des Schicksals, dass sein wissenschaftsgläubiger Studienkollege ausgerechnet durch das Versagen der von ihm so unkritisch beurteilten Hochtechnologie ums Leben kam.

Ein paar Nächte später wird Roland eine erschütternde Begegnung zuteil. Er hat sich gerade in sein Inneres versenkt, um wieder einmal mit Jadasa in Kontakt zu treten, als er vor seinem geistigen Auge eine graue, schattenhafte Gestalt auf sich zukommen sieht. Zuerst kann er nur die schreckhaft aufgerissenen Augen deutlich sehen, dann wird das Bild schärfer, und Ron erkennt den verunglückten Ralph, der ihm flehentlich die Hände entgegenstreckt, so als wenn er ihn um Hilfe bitten wolle. Der verzerrte Mund des Toten formt Worte, die Ron zuerst nicht verstehen kann. Dann hört er wie ein Flüstern das verzweifelte Klagen des Unglücklichen. Ganz offensichtlich versteht er nicht, was mit ihm geschehen ist. Das Letzte, was sich tief in seine Seele eingeprägt hat, ist das Wissen um seinen unmittelbar bevorstehenden und nicht abwendbaren Tod. Scheinbar hat der Absturz des Flugzeugs mehrere Minuten gedauert, und die Insassen mussten ihr schreckliches Schicksal ohnmächtig auf sich zukommen und über sich ergehen lassen. Das Grauen der Todesangst liegt wie ein dunkler Dunst über der Seele des Verstorbenen, und Roland ist zuerst einmal ratlos, wie er seinem ehemaligen Studienkollegen in seiner verzweifelten Situation helfen kann. Da erscheint aus dem Hintergrund die lichte Gestalt Jadasas und stellt sich neben den Unglücklichen. Der allerdings scheint die Lichtgestalt gar nicht wahrzunehmen und gestikuliert und redet weiter auf Ron ein, den er im Gegensatz dazu ganz offensichtlich sehen kann.

Und wieder erklingt Jadasas Stimme in ihm: „Hallo, mein Lieber. Nun kannst Du in der Praxis erleben, was es heißt, wenn man als verkopfter und materiegläubiger Mensch unvorbereitet stirbt und dann mit den Gesetzmäßigkeiten der anderen Ebenen konfrontiert wird. Ralph kann zwar Dich sehen, aber nicht mich, deren Körper höher schwingt und deshalb durch seine niederen Sinnesorgane nicht wahrgenommen wird. Sein licht- und lebloses Umfeld spiegelt den Geisteszustand, in dem er gestorbenen ist. Nur auf das Weltliche konzentriert und das Jenseitige in Abrede gestellt habend, hat er nun keinen inneren Kompass und keine geöffneten Seelenaugen, die ihm auf seinem Weg weiterhelfen könnten. So suchen viele der so plötzlich und unvorbereitet Verstorbenen die Hilfe der noch Lebenden, und in der Folge kommt es häufig zu dem, was ihr Besessenheit nennt. Im Gegensatz zu Dir, können die meisten Menschen die gerade Verstorbenen nicht sehen und hören und glauben auch nicht an ein Weiterleben nach dem Tod. Diesen Umstand nutzend, nisten sich diese gern im Seelenfahrzeug noch Lebender sozusagen auf dem Rücksitz ein und versuchen fallweise, ihre Interessen und Bedürfnisse dadurch zu verwirklichen, indem sie, um bei meinem Beispiel zu bleiben, in die Lenkung des fremden Fahrzeugs eingreifen. Unwissend und unvorbereitet wird nun ein solcher lebender Mensch der Spielball und die Marionette eines Toten, der meistens keine andere Möglichkeit sieht und nur so glaubt, sich verwirklichen zu können. Das Motiv des Besatzers ist also meistens nicht Boshaftigkeit, sondern Hilflosigkeit, Unwissenheit und oft blanke Panik. Hier kommen nun speziell beauftragte Engel oder dazu befähigte lebende Menschen ins Spiel. – Was glaubst Du wohl, warum Du das alles jetzt erlebst? Die Rückführung sogenannter verlorener Seelen ins Licht ist eine der vornehmsten Aufgaben der verkörperten Lichtträger! Solche Erfahrungen, wie Du sie gerade machst, sind ein Teil Deiner Ausbildung und Bewusstwerdung. Nichts geschieht zufällig. Auf seiner inneren Ebene und bedingt durch Euer gemeinsames Karma hat der kürzlich Verstorbene Deine hell strahlende Aura wahrgenommen und in der Finsternis seiner Umgebung als rettende Lichtquelle verstanden. Er greift in seiner verzweifelten Situation sozusagen nach dem für ihn einzig wahrnehmbaren Strohhalm. Nimm Dich also seiner an. Dein Herz wird Dir sagen, was zu tun ist."

Mit diesen Worten löst sich Jadasas Gestalt auf, und Roland ist wieder allein mit dem immer noch um seine Aufmerksamkeit bettelnden Verstorbenen. Auf dieser inneren Wahrnehmungsebene geht Roland spontan auf Ralph zu, umarmt und tröstet den Verzweifelten. In seiner Innenzentriertheit spürt der Heiler, wie sich sein Schützling langsam beruhigt und beginnt, Hoffnung zu schöpfen. Wie damals, auf dem weitläufigen Campus der Universität, hakt Roland sich bei Ralph ein und wandert mit ihm durch seine dunkle Welt. Mit einfachen Worten beginnt er dann seinem ehemaligen Kommilitonen seine Situation zu erklären und warum er alles so erlebt. Je länger ihr Spaziergang dauert und je mehr Ralph von dem Gehörten bereitwillig annimmt, umso lichter wird es um ihn herum. Roland, der dies bemerkt, muss innerlich schmunzeln, ist er doch gerade dabei, Ralph im wahrsten Sinne des Wortes „heimzuleuchten". Plötzlich bleibt der Verstorbene stehen und bemerkt erst jetzt, dass sich seine Umgebung wesentlich verändert hat. Nicht nur, dass sie lichter geworden ist, erstmals nimmt er außer sich selbst auch andere Schöpfungen dieser Ebene wahr. Noch einmal macht ihm Roland klar, dass das, was er innerlich glaubt und für wahr annimmt, sich äußerlich als Widerspiegelung, als seine ureigenste Schöpfung offenbart. Erschüttert klammert sich Ralph an den Arm seines

Führers. Sein ganzer Seelenkörper bebt und zittert, als sein geschulter Intellekt die Wahrheit, die er zu Lebzeiten als „esoterischen Unsinn“ geleugnet und spöttisch abgelehnt hat, als real zu erkennen beginnt. Roland schweigt und lässt seinem Schützling Zeit, das Gehörte und Erlebte zu verarbeiten. Plötzlich tritt von der Seite eine weitere Lichtgestalt zu ihnen. Sein Erschrecken zeigt Roland, dass sich Ralphs Bewusstsein und damit seine Wahrnehmungsfähigkeit so gesteigert hat, dass er nun in der Lage ist, seinen Schutzengel, der die ganze Zeit im Hintergrund geduldig gewartet hat, wahrzunehmen. Auf weitere ermahnende Worte Rolands hin bedankt sich Ralph bei ihm für seine Liebe und sein Verständnis und geht dann vertrauensvoll an der Hand seines Engels ins Licht. Himmlische Sphärenmusik begleitet dieses ergreifende Bild, als ein verlorener Sohn wieder nach Hause zurückkehrt.

Lucia entwickelt sich gut, ist ein lebhaftes, aber ausgeglichenes Kind und schläft nachts zur Freude ihrer Eltern schon bald durch. Carola ist in diesem Sommer viel mit ihr draußen in den Parks der Stadt oder fährt mit ihr zu ihren Eltern. Roland ist für eine Woche in die USA zu einem Kontrollbesuch des Zweigwerks bei Detroit geflogen und will auch verschiedene neue Kunden in mehreren Staaten besuchen. Bei einem dieser Besuche ist er zum Dinner bei dem Vorstandsvorsitzenden eines kleinen Konzerns eingeladen, der auch Handfeuerwaffen produziert. Carl Stevens und seine Frau erweisen sich als treue Konservative und leidenschaftliche Anhänger des letzten Präsidenten George W. Bush. Im Verlauf des Gesprächs traut Roland seinen Ohren nicht, als sein Gastgeber Barack Obama allen Ernstes als den angekündigten Antichristen bezeichnet. Carl Stevens und seine Frau sind Anhänger des Evangelikalismus, einer theologischen Richtung innerhalb des Protestantismus, welche den Anspruch auf Irrtumsfreiheit der Bibel erhebt und sich gegen liberale Theologie und Säkularisierung strikt abgrenzt. Roland weiß wenig über die Rolle des Antichristen, diese in der Bibel angekündigte und von vielen Esoterikern erwartete Figur der Endzeit, und so macht er sich am Abend im Hotelzimmer daran, das Internet dahingehend zu erforschen. Zu seinem nicht geringen Erstaunen ergibt die Google-Suche nach „Obama-Antichrist" fast 900.000 Treffer. Roland liest von Ketten-E-Mail-Attacken auf den neuen Präsidenten, in denen behauptet wird, dass der Antichrist nach biblischer Beschreibung ein Mann in den Vierzigern mit muslimischer Herkunft sei, der die Menschheit mit einnehmender Sprache und messianischer Ausstrahlung umgarne. Weiter besage die Prophezeiung, dass die Menschen in Scharen zu ihm strömen werden und er falsche Hoffnung und Weltfrieden versprechen wird. Einmal an der Macht angelangt, werde er jedoch alles zerstören. Verblüfft nimmt Roland zum ersten Mal zur Kenntnis, wie stark ein christlicher Endzeitglaube in den USA verbreitet ist. Dass die Wahl Barack Obamas nicht zuletzt durch seine Hautfarbe die Bevölkerung in zwei Lager spalten würde, hatte Roland erwartet. Wie weit sich dies bis ins Religiöse und Esoterische fortgepflanzt hat, überrascht ihn. Nachdenklich schaltet er den Computer aus und beschließt, den weiteren Weg des neuen charismatischen Präsidenten im Auge zu behalten, um sich selbst ein Bild zu machen. Sollte etwas dran sein an diesen dubiosen Behauptungen, so würde er es darüber hinaus sicherlich rechtzeitig von seinen jenseitigen Freunden erfahren. Im Vertrauen darauf schläft er bald friedlich ein.

10. Kapitel

Die Krise – Vorbote des Kommenden

Seit seinem damaligen Unfall und seiner daraus resultierenden persönlichen Krise ist sich Roland Alexander der globalen Krise viel bewusster. Nicht dass er vorher blind gewesen wäre für die sich abzeichnenden weltweiten Entwicklungen und Veränderungen. Er hat sie in der Vergangenheit nur nicht unter dem Blickwinkel des erweckten und bewussten Menschen gesehen und beurteilt. Er war sich der Zusammenhänge nicht bewusst und hatte die Zeichen nicht in ihrer Bedeutungsschwere erkannt. Nun, da es ihm wie Schleier von den Augen gefallen ist, sieht er die Dinge plötzlich scharf. Es kommt ihm so vor, als wenn er aus tiefem Schlaf erwacht wäre und sich unvorbereitet in eine ihm fremde Welt versetzt wiederfände. Fast muss er gegen eine aufkommende Depression ankämpfen, so sehr bedrücken ihn jetzt Fakten und Sachverhalte, die er früher zwar zur Kenntnis nahm, aber emotional nicht an sich heranließ. Die Welt war eben so. Der Starke überlebt, der Schwache geht unter. Im Geschäftsleben und im Alltag. Was hätte er als Einzelner schon tun können? Ron ist sich zwischenzeitlich bewusst, dass das eine Form des Selbstschutzes war. Er hatte den Kopf in den Sand gesteckt, um all das nicht wahrnehmen zu müssen, was ihm sonst den Schlaf geraubt, seine ganze Existenz in Frage gestellt und ihn gezwungen hätte, sein Leben zu ändern. Damit war es nun vorbei.

Gleichgültig ob im *Handelsblatt*, in der *Financial Times*, im Focus, Spiegel oder in den audiovisuellen Medien, überall findet Roland jetzt Zeichen und Belege für die bevorstehenden globalen Umwälzungen. Langsam wird ihm klar, dass das alte System im Sterben liegt und eine weitere Zivilisation – wie schon so viele vor ihr – an ihren ungelösten und selbstgeschaffenen Problemen zugrunde zu gehen droht. Es sind ja nicht nur das Waldsterben, die Umweltverschmutzung, die Klimaveränderung, der Terrorismus, die Gier und die überall neu aufflammenden Krisenherde. Das alles sind letztlich nur Symptome dafür, dass der Patient Erde dabei ist, als Ganzes ins Koma zu fallen. Die Menschheit und ihre Führer finden nicht nur keinen Weg aus diesem Desaster, sondern viele kurzsichtige und halbherzige Entscheidungen beschleunigen diese Entwicklung noch. Man könnte meinen, der kollektive Wahnsinn sei ausgebrochen, und selbst jetzt versuchen viele noch, aus der lebensbedrohlichen Lage Kapital zu schlagen.

Spätestens als der Betriebsarzt der VENTA AG anregt, die Belegschaft prophylaktisch gegen die Schweinegrippe zu impfen, um die Krankenrate niedrig zu halten und dem Unternehmen damit Kosten zu ersparen, ist Roland klar, dass das Virus der Desinformation immer mehr um sich greift und nun auch sein Umfeld zu infizieren droht. Schon als die in allen Medien propagierte und als schwere Gefahr für die Volksgesundheit dargestellte Vogelgrippe in den vergangenen Jahren plötzlich in Nichts verpuffte und von einem Tag zum anderen aus den Medien verschwand, hatte sich Roland gefragt, wer ein Interesse an dem Aufbauschen solcher scheinbarer Gefahren und damit am Schüren der Angst hat. Wem nutzt so etwas, und welche Strategie steckt dahinter? Sind es nur die Millionen Euro und Dollar, die da verdient werden, oder steckt mehr dahinter? Wer und warum malt den Schrecken einer weltweiten Pandemie an die Wand, obwohl gleichzeitig bekannt ist, dass nur wenige Menschen befallen sind und noch weniger daran schwer erkranken oder gar sterben werden? Warum werden Impfstoffe auf den Markt geworfen, die weitgehend unerprobt und deren Neben- und Langzeitwirkungen weitgehend unbekannt sind? Als Roland sich im Internet auf die Suche macht, entdeckt er eine Reihe von Verschwörungstheorien, die teilweise sehr plausibel klingen, aber leider auch Beweise schuldig bleiben. Carola und er sind sich darin einig, sich auf keinen Fall dem Druck zu beugen und sich nicht impfen zu lassen.

In einer warmen Sommernacht, Ende Juli 2009, hat Roland wieder Kontakt mit Hanael, seinem göttlichen Höheren Selbst. Im Gegensatz zu den fast partnerschaftlichen Gesprächen mit Jadasa, seiner Geistführerin, erlebt er die Begegnung mit Hanael mehr als Berührung mit dem Göttlichen. Er erinnert sich, dass das auch als Hakon von Donarsberg so war. Während er von Jadasa Anregungen, Erklärungen und Hinweise, also eher konkrete Dinge, an die Hand bekommt, die sein aktuelles Leben betreffen, fühlt er sich durch das Erscheinen Hanaels in seinem ganzen Sein angehoben und gerät fast in einen ekstatischen Zustand. So ist es auch diesmal wieder. Während sich in seiner Versenkung Hanael aus einer Lichtwolke heraus manifestiert und sich ihm in einem transparenten Lichtkörper zeigt, hört er innerlich wieder diese wunderbare, raumfüllende Stimme, die alles in ihm zum Mitschwingen bringt.

Stets bin ich in dir, doch lass ich dich frei,
Dich zu erfahren in Zeit und Raum.
Generationen wussten, dass es so sei,
und menschliches Dasein nur ein Traum.
Doch erfüllt Euer Leben einen letzten Sinn,
lässt Mich selbst erfahren in der Trennung Illusion,
offenbart Mich in meiner Vielfalt seit Schöpfungsbeginn,
bereits mit dem Erklingen vom ersten Ton.
Am Anfang war das Wort und das Wort war Leben.
Seit Urbeginn entfalte ich Mich so ins Sein.

Bin Alpha und Omega von all eurem Streben,
bin das einzig Wirkliche, alles andere ist Schein.
Doch schätz nicht gering, was das Leben dir bietet,
dich selbst zu erkennen in deiner Göttlichen Natur,
doch nur möglich, wenn ihr alles und jeden liebet
und mich schließlich erkennt hinter jedweder Struktur.
Der Weg zurück führt über der Materie Widerstand,
nur so erkennt ihr euer wirkliches Potenzial.
Wer überwindet, den nehmen Engel an die Hand,
und es endet der irdische Weg durch Schmerz und Qual.
Wer die Nacht kennt, weiß um das Licht.
Der Böse verneint nur die Liebe, die ihn schmerzt.
Mangelndes Verständnis ist es, woran es dieser Welt gebricht.
Sei also guten Muts, zuversichtlich und beherzt,
in deinem Tun und Streben um deinen Nächsten und die Welt.
Lass nicht die Hoffnung ängstlich fahren und sei dir bewusst
um Gottes Schöpfung ist es bestens bestellt.
Bald wird sich zeigen, was dein Inneres schon immer gewusst,
Gott allein ist dein ewiges Sein!

Als die Worte verklungen waren und Hanael sich in ihm zurückgezogen hatte, umhüllte Roland das Gefühl, gereinigt und wieder aufgerichtet zu sein.

Hellwach, ist noch kein Gedanke an Schlaf in ihm, und so setzt er sich auf die Terrasse und schreibt das Empfangene in sein Tagebuch. Carola und Lucia schlafen bereits, und so bleibt er noch eine Weile und genießt den Frieden, die Stille und das sanfte Licht der lauen Vollmondnacht.

Im August 2009 wird auch die VENTA AG immer stärker von der Finanzkrise erfasst. Die Kosten für die Investitionen in den USA und im Stammwerk sind höher ausgefallen als geplant, und die Umsätze fallen bei gleichzeitig steigendem Kapitalbedarf. Rolands Gegenspieler im Vorstand, der für die Finanzen zuständige

Werner Seibold, informiert seine Kollegen in einer Krisensitzung darüber, dass die Hausbanken sich weigern, den Kreditrahmen im gewünschten Umfang zu erhöhen und drängt darauf, insbesondere die zweite Investitionsphase im amerikanischen Werk und damit den geplanten Bau einer weiteren Fertigungsstraße auf unbestimmte Zeit zu verschieben. Gleichzeitig fordert er das Ende der Kurzarbeit im Stammwerk und empfiehlt dringend einen größeren Personalabbau als einziges Mittel, um die Kosten mittelfristig drastisch zu senken. Roland erhält nach langer und teilweise leidenschaftlich und kontrovers geführter Diskussion vom Vorstand den Auftrag, den Versuch zu starten, die Finanzierung der noch ausstehenden Investitionen im Detroiter Zweigwerk durch Banken in den USA zu erreichen; und so sitzt Roland bald darauf wieder im Flugzeug und hat Muße, sich mit der internationalen Lektüre zu beschäftigen, zu der er im Geschäftsalltag nicht kommt.

Er reist in der luxuriösen Business Class und hat es sich nach einem von freundlichen Stewardessen gereichten opulenten Mahl bei einem Glas Whisky gemütlich gemacht. Er blättert gerade in der neuesten Ausgabe der „Washington Post", als sein Blick auf einen Artikel im Wirtschaftsteil fällt, dessen Überschrift übersetzt lautet: „Forscher warnen: Sonnenstürme killen 2012 unsere IT". Im Text wird die National Academy of Sciences (NAS) zitiert, die für 2012 einen Höhepunkt der Sonnenaktivitäten in einem seit dem Jahr 1859 nicht mehr erlebten Ausmaß voraussagt. Zur Zeit allerdings, so eine ebenfalls im Artikel zitierte Presseerklärung der NASA vom Mai 2009, befände sich die Sonne in einer Phase der geringsten Aktivität der vergangenen 100 Jahre, die, wenn sie weiter anhalte, auf der Erde zu einer „kleinen Eiszeit" führen könne. Die für 2012 befürchteten Sonnenstürme könnten aber einen solchen Intensitätgrad erreichen und derartige Mengen elektromagnetischer Strahlung auf die Erde abstrahlen, dass alle Elektronik bedroht sei. In dem geschilderten Horrorszenario könnten die Folgen ein Zusammenbruch der Stromnetze, von Transport, Kommunikation, Geldverkehr und Finanzsystem sein. Internet und Computer seien in den betroffenen Regionen gefährdet und das GPS-System und alle darauf basierende Services dürften sogar komplett ausfallen. Sogar der Zusammenbruch der Wasserversorgung aufgrund ausfallender Pumpen wäre denkbar. Der Artikel endet mit der düsteren Prognose, dass sich die Zivilisation erst nach vier bis zehn Jahren von diesen geomagnetischen Stürmen erholen werde.

Betroffen legt Roland das Blatt zur Seite. Ihm wird zum wiederholten Male bewusst, dass in der Natur sich so viele Dinge anbahnen und ablaufen, von denen der Normalmensch wenig bis gar nichts mitbekommt. Besonders nachdenklich stimmt ihn die Tatsache, dass auch in den Vorhersagen esoterisch unverdächtiger Wissenschaftsinstitutionen mit dem Jahr 2012 offenbar ein Höhepunkt beobachtbarer Phänomene verbunden ist. Hinweise auf die besondere Bedeutung dieses Jahres kommen also aus allen Richtungen.

Rolands Verhandlungen mit den amerikanischen Banken gestalten sich schwieriger und zäher als erwartet. Notwendige Investitionen und die dafür benötigten Kredite werden jetzt deutlich kritischer beurteilt als in der Vergangenheit. Die Zeit des schnellen und leichten Geldes für Kreditsucher ist endgültig vorbei, und Ron muss sein ganzes Verhandlungsgeschick aufbieten, um nicht mit seinem Anliegen zu scheitern. Schließlich gelingt es ihm, ein Konsortium von mehreren Regionalbanken mit dem Argument weiterer Arbeitsplätze zur Risikoübernahme und Kreditvergabe zu bewegen. Allerdings sind die Bedingungen schlechter als erhofft. Insbesondere der von der VENTA AG zu erbringende Eigenkapitalanteil ist deutlich höher als vom Vorstand der Muttergesellschaft in Deutschland geplant, und so rechnet Roland nach seiner Rückkehr mit heftigen Diskussionen.

Carola und Lucia holen ihn am Flugplatz ab, als er nach fast zweiwöchigen Verhandlungen nach Hause zurückkehrt. Müde und von der Zeitverschiebung erschöpft, tut es ihm gut, von seinen beiden Lieben empfangen und umsorgt zu werden. Während Carola ihn chauffiert und ihm dabei von den neuesten Entwicklungen und Taten ihrer Tochter berichtet, hat Roland sich auf den Rücksitz zu Lucia gesetzt und spielt und schmust mit der Kleinen in ihrem Kindersitz, die die väterliche Aufmerksamkeit und Zuwendung in vollen Zügen und vor Vergnügen laut quietschend genießt. Roland freut sich auf das bevorstehende freie Wochenende und die kostbare Zeit, die er mit Frau und Kind verbringen will.

11. Kapitel

Doch sie haben nichts gelernt

Deutschland bereitet sich in diesen Tagen auf die Wahl des neuen Bundestages Ende September 2009 vor, und die Parteien überschlagen sich wie gewohnt mit teilweise unhaltbaren Versprechungen an ihre potenziellen Wähler. Bis über das Jahr 2012 hinaus soll die Herrschaft der neuen Regierung dauern und wird somit die politische und moralische Führung sein, die das Volk in der Endphase dieses Zyklus und in die neue Zeit hinein regieren wird. Besonders erbost ist Roland über die wirklichkeitsfremden steuerlichen Versprechungen. Wider besseres Wissen und entgegen den Prognosen und Warnungen der Wirtschaftsweisen werden Hoffnungen geweckt, die sich aller Wahrscheinlichkeit und dem gesunden Menschenverstand nach nie werden erfüllen lassen. Aber wieder einmal rechnet die herrschende Politikerkaste mit dem Kurzzeitgedächtnis und der Vergesslichkeit ihrer Wähler. Obwohl die Kassen des Staates leer sind, werden Wahlversprechungen gemacht, die – werden sie verwirklicht – kommende Generationen in ihrer Lebensqualität entscheidend einschränken und massiv belasten werden.

Die Gier einiger kleiner Gruppen, die die Welt noch vor kurzem an den Rand eines globalen Zusammenbruchs brachte, erhebt erneut ihr Haupt und zeigt damit, dass sie ein zentraler und unverzichtbarer Antrieb des herrschenden Systems und seiner Akteure ist. Das *Wall Street Journal* berichtet in diesen Tagen, dass trotz der weltweiten Empörung um überzogene Bonuszahlungen amerikanische Banken für 2009 Rekordgehälter von insgesamt 140 Milliarden Dollar planen, ein Plus von zwanzig Prozent im Vergleich zum Vorjahr. Während für 2010 in Deutschland bereits mit einem Wirtschaftswachstum gerechnet und am liebsten die Krise für erledigt erklärt wird, prognostiziert der Internationale Währungsfonds für den gleichen Zeitraum ein Steigen der Arbeitslosenzahlen in der BRD auf über zehn Prozent. Die Zeche zahlen wieder einmal die Kleinen. Die Krise hat kein generelles und anhaltendes Umdenken bewirkt oder gar die Chancen auf eine gerechtere Welt erhöht. Ganz im Gegenteil: Der Tanz um das Goldene Kalb geht munter und sogar noch schlimmer als zuvor weiter, und so werden unfassbare und scheinbar unstillbare Gier, unverschämter Egoismus und kalte Rücksichtslosigkeit auch in den kommenden Jahren ungestraft ihre Erfolge feiern. Roland beobachtet dies alles und ist immer mehr davon überzeugt, dass Mitgefühl, Einsicht und Verhaltensänderung bei der herrschenden Klasse nicht zu erwarten ist. Deshalb kann es erst durch nicht in der Macht der Herrschenden liegende Ereignisse zu einer für diesen Planeten und seine Bevölkerung dringend erforderlichen Umgestaltung und Umverteilung und einer daraus resultierenden Veränderung des Bewusstseins kommen. Hätte sich das globale Bewusstsein schon früher und freiwillig verändert, würden die kommenden Geschehnisse überflüssig sein. So aber wird die Menschheit ernten, was sie gesät hat.

Eine Vorstandssitzung der VENTA AG, Mitte September 2009, ändert das Leben von Roland Alexander schlagartig. In dieser Sitzung werden die Umsatzzahlen und die Kostenentwicklung der Firma zum Ende des letzten Quartals diskutiert. Bei einem Rückgang der weltweiten Umsätze im Vergleich zum Vorjahreszeitraum um neunzehn Prozent stiegen die Gesamtkosten trotz sinkender Rohstoffpreise und bei fast gleich bleibenden Energiekosten um mehr als drei Prozent. Verantwortlich dafür seien neben der Krise insbesondere die sinkende Produktivität und die hohen Arbeitsplatzkosten im deutschen Stammwerk. Dies ist die Meinung von Werner Seibold, der sich nach leidenschaftlich und kontrovers geführter Diskussion nicht nur die Mehrheit des Vorstandes, sondern, zu Rolands großer Enttäuschung, auch sein Mentor und früherer Patient, der Vorstandsvorsitzende Dr. Rainer Franken, anschließt. Wie vom Finanzvorstand vorgeschlagen, verabschiedet das Führungsgremium mit Ausnahme des Personalvorstandes und gegen das Votum von Roland Alexander ein Konzept, das eine Verlagerung der Produktion ins osteuropäische Ausland und einen dramatischen Abbau deutscher Arbeitsplätze vorsieht. Ausschlaggebend für diese Entscheidung sind letztlich die wesentlich niedrigeren Arbeitsplatzkosten in Ländern wie Rumänien und Bulgarien und damit die Erwartung auf eine wesentlich höhere Rendite. Argumente, dass viele Mitarbeiter schon in der dritten Generation im Unternehmen beschäftigt seien und in der Vergangenheit mehrfach durch akzeptierte Einbußen beim Stundenlohn und den vertraglich zugesicherten Sozialleistungen, wie etwa dem Weihnachtsgeld, dem Unternehmen halfen, wieder auf die Beine zu kommen, werden von Werner Seibold als Ausdruck unzeitgemäßer Sozialromantik vom Tisch gefegt. Es gelte, der Zukunft ins Auge zu blicken, und die verlange nun einmal harte Einschnitte, damit die VENTA AG auch im kommenden Jahrzehnt gewinnbringend arbeite. Als außer dem Personalvorstand alle Vorstandskollegen diesen Plan kopfnickend absegnen, weiß Roland in diesem Augenblick, dass seine Zeit im Unternehmen unerwartet schnell zu Ende geht. Aber vor dem Hintergrund seines neuen Wissens und der zu erwartenden Veränderungen in der Welt ist es ihm unmöglich, aus Karrieregründen dieses falsche Denken und die daraus resultierenden Entscheidungen mitzutragen. Es wird ganz still im Sitzungssaal, als Roland Alexander sich erhebt, nachdenklich in die Runde schaut und seiner Enttäuschung über diese seiner Ansicht nach falsche Entscheidung Ausdruck verleiht. Dann fasst er Dr. Franken ins Auge und sagt: „Ich kann nicht verhehlen, dass ich ganz besonders über Ihr Abstimmungsverhalten, Dr. Franken, sehr enttäuscht bin. Ausgerechnet Sie, der Sie bei Ihrer schweren Erkrankung in so wunderbarer Weise aus der geistigen Welt Hilfe und Gnade und die Solidarität Ihrer Mitarbeiter bis hinunter zu den Werkbänken erfahren haben, lassen heute ihre Angestellten und Arbeiter bedenkenlos im Stich. Das kann ich weder gutheißen noch vor der Belegschaft verantworten, und so teile ich Ihnen hiermit meinen Rücktritt und meine Entscheidung mit, die VENTA AG mit sofortiger Wirkung zu verlassen."

Mit einem höflichen Lächeln auf den Lippen lässt er seine sprachlosen und überraschten Kollegen sitzen und verlässt den Konferenzraum, um seinen Schreibtisch zu räumen. Noch vor ein paar Tagen hätte er es sich nicht träumen lassen, dass er die Stätte seines Erfolgs und Aufstiegs bis in die höchste Hierarchie eines so bedeutenden Unternehmens einmal so leichten Herzens verlassen würde. Aber ein weiterer Verbleib in seiner Position unter diesen Rahmenbedingungen ist mit seiner neuen Sicht der Dinge einfach nicht vereinbar. Roland verabschiedet sich von seinen total überraschten und sehr betroffenen engsten Mitarbeitern und macht sich auf den Weg nach Hause, um Carola von seiner folgenschweren Entscheidung zu unterrichten.

Seine Frau reagiert ganz anders, als er es erwartet und auch ein wenig befürchtet hat. Sie fällt ihm spontan um den Hals und freut sich, dass er jetzt mehr Zeit für sie und Lucia hat. Darüber hinaus ist sie stolz auf Ron, dass er nicht bereit war, seine Überzeugung auf dem Altar einer fragwürdigen gesellschaftlichen Stellung und beruflichen Position zu opfern. Beide wissen, dass im Gegensatz zu den vielen Mitarbeitern der VENTA AG, die bald vor dem Nichts stehen, sie genügend Kapital im Rücken haben, um die kommende Zeit zu bewältigen. Zumindest so lange, wie Geld und materielle Güter noch den augenblicklichen Wert haben. Dem, was danach kommt, sehen beide im Vertrauen auf ihre innere Führung ruhig und gelassen entgegen.

Roland lässt sich Zeit bei der Planung und Gestaltung seiner beruflichen Zukunft. Er ist sich sicher, aufgrund seines Rufes und seiner beruflichen Qualifikation, schnell eine adäquate Position in einem anderen international operierenden Unternehmen zu finden. Nicht so sicher ist er sich allerdings, ob er das überhaupt noch will. Ron spürt, dass er mit der Entscheidung, seine Firma zu verlassen, unbewusst auch einen neuen Weg eingeschlagen hat, ohne allerdings bereits eine Vorstellung davon zu haben, wohin ihn dieser Weg führen wird. Eine innere Unruhe lässt ihn in den ersten Tagen nach seinem Rücktritt wie ein Tiger im Käfig in der Wohnung hin und her laufen, bis Carola ihn schließlich entnervt auffordert, sich entweder einen anderen Job zu suchen oder aber seine neue Freiheit genießen zu lernen.

Die Entscheidung wird ihm unerwartet schnell abgenommen, als sich plötzlich immer mehr kranke Menschen mit der Bitte um Hilfe an ihn wenden, so als wenn sie nur darauf gewartet hätten, dass der vielbeschäftigte Manager in seiner Rolle als Heiler endlich Zeit für sie haben würde. Seine erfolgreichen Behandlungen der letzten Monate haben sich herumgesprochen, und so tauchen plötzlich Patienten mit den unterschiedlichsten Krankheiten bei Roland auf. Kurz entschlossen funktioniert er sein Arbeitszimmer in einen Behandlungsraum um, kauft sich eine Behandlungsliege und gibt dem ganzen Raum mit Hilfe Carolas, die sich als ehemalige Innenarchitektin um die weitere Ausstattung kümmert, eine persönliche und intime Note.

Der erste Patient in Rolands neuem Refugium ist Carolas Frisör. Er hat durch sie von dem neuen Wirkungskreis ihres Mannes gehört, ist davon sehr angetan und deshalb schnell entschlossen, Ron zu konsultieren, als er seine akuten Probleme mit Hilfe der Schulmedizin nicht in den Griff bekommt. Luca Rotolo ist von Geburt Italiener, mit seinen Eltern vor über dreißig Jahren nach Deutschland gekommen und hat inzwischen den von seinem Vater gegründeten Frisörsalon mit viel unternehmerischem Talent zum führenden Schönheitstempel der Stadt gemacht. Bereits vor drei Jahren zwang ihn ein Hautekzem an den Händen, sich kurzfristig von seiner geliebten Arbeit, dem Haarstyling, zurückzuziehen und sich ausschließlich auf die kaufmännische Führung seines Salons zu konzentrieren. Als ihm die Schulmedizin nicht helfen konnte und ihm von Seiten seiner Berufsgenossenschaft nur die Geschäftsaufgabe und der frühe Weg in die Rente in Aussicht gestellt wurde, machte sich Luca Rotolo auf die Suche nach alternativen Behandlungsformen. Er fand sie in Gestalt einer Kräuterheilerin aus der Nachbarstadt, die mit Kräutertinkturen und Salben seine Hautsymptome für zwei Jahre zum Verschwinden brachte. Dann traten sie wieder auf, stärker als zuvor. Die Heilerin war inzwischen verstorben, und so war Luca froh, in Roland Alexander möglicherweise den Retter aus seiner misslichen Lage gefunden zu haben; denn inzwischen war das Ekzem an beiden Händen wieder so stark ausgebrochen, dass er seine Kundinnen nur mit Handschuhen bedienen konnte, was für ihn wie für die Damen recht unangenehm war.

Roland hört sich die Leidensgeschichte des temperamentvollen Mannes ruhig an und kann dessen Ungeduld und Unzufriedenheit aufgrund seiner eigenen jüngsten Erfahrungen gut nachvollziehen. Wenn einen das Schicksal so ausbremst, ist es schwer, das zu verstehen und zu akzeptieren. Dann erinnerte er sich wieder der Worte von Werner Traugott: Die Kunst des Heilens beginnt mit dem Verständnis der Symptome! So erklärt er seinem Patienten, dass es nicht damit getan ist, nur die Krankheitssymptome zu behandeln, sondern dass es zuerst einmal notwendig ist zu verstehen, was die Seele dem Kranken über diesen Weg mitteilen will.

„Die Haut“, so erklärt Ron seinem Patienten, „ist die Außengrenze des Körpers, und mittels der Hände handhaben wir die Dinge und signalisieren und vermitteln wir Botschaften. Ein

Hautekzem signalisiert also zuerst einmal einen bestehenden Grenzkonflikt. Mit den Händen wehren wir unter anderem alles Unerwünschte und Bedrohliche ab und bedeuten dem Näherkommenden durch das Entgegenstrecken der geöffneten Hand: Bis hierher und nicht weiter. Wir stoppen ihn, setzen ihm somit eine Grenze und verteidigen diese notfalls mit den Händen."

Der Italiener blickt Ron nachdenklich an und meint dann: „Ich verstehe ja, was Sie meinen. Aber ich kann mich beim besten Willen nicht an einen irgendwie gearteten Grenzkonflikt in meinem Leben erinnern. Niemand greift mich an. Familiär und im Geschäft läuft alles bestens, und ich habe auch keine Feinde oder Neider, gegen die ich mich verteidigen müsste."

Roland schaut in die ratlosen Augen seines Gegenüber und begreift, dass es nicht einfach sein wird, in Luca Rotolos Unterbewusstsein die verdrängten Ursachen zu finden und aufzudecken, die für sein Krankheitsbild verantwortlich sind. Als Roland nach fast einer Stunde intensiver Befragung und vergeblicher Suche mit seinem Latein am Ende ist, da es scheinbar keinen solchen Konflikt im Leben des Italieners gibt, und er sich schon zur weiteren Behandlung erheben will, sagt sein Patient plötzlich überraschend: „Ach, das habe ich fast vergessen, mein Bruder hat sich vor drei Jahren umgebracht!"

Da weiß der Heiler, dass er jetzt auf der richtigen Spur ist, und hakt nach: „Wie und warum hat sich Ihr Bruder selbst getötet? Und wie war ihre Beziehung zu ihm?"

Auch jetzt ist die Ursachenerforschung noch nicht einfach, denn als Südländer und ausgesprochener Familienmensch will Luca nichts Schlechtes oder Ehrenrühriges über Familienangehörige sagen. Doch langsam wird klar, dass der Kranke sich seit seiner Jugend vom dominanten Vater und seinem älteren Bruder bevormundet und unterdrückt fühlte. Insbesondere sein Bruder, der einen gut gehenden Frisörsalon in der Nachbarstadt führte, versuchte nach dem Empfinden von Luca bis zuletzt ihm vorzuschreiben, wie er seinen Salon zu führen habe. Damals, vor über drei Jahren, rief sein Bruder an einem arbeitsreichen Tag wieder einmal telefonisch in Lucas Salon an. In Erwartung einer weiteren Predigt ließ sich der Genervte von einer Angestellten am Telefon verleugnen. Am nächsten Morgen wurde Luca Rotolo von seiner tränenüberströmten Frau mit den Worten geweckt: „Es ist etwas Schreckliches geschehen! Du musst sofort zu Deinen Eltern! Dein Bruder hat sich gestern Nacht erschossen!"

Seufzend lässt sich Roland in seinen Sessel sinken. Mit einem Schlag ist ihm jetzt alles klar. Sein Patient hat einen massiven Schuldkonflikt, der mit der Wahrung seiner Grenzen zusammenhängt. Tatsächlich bestätigt ihm sein Patient, dass er sich seit dieser Stunde monatelang die heftigsten Selbstvorwürfe gemacht habe, weil er damals nicht ans Telefon gegangen sei und mit seinem Bruder gesprochen habe. Vielleicht hätte er dann die Not des anderen erkennen und den Suizid verhindern können. Seine Schuldgefühle sind so stark, dass er bis heute nicht einmal das Grab seines Bruders aufsuchen kann. Als er das alles Roland erzählt, laufen Luca die Tränen die Wangen herab, und er kann vor Schluchzen kaum sprechen. Das schlechte Gewissen gegenüber seinem toten Bruder, weil er ihn an dem bewussten Tag am Telefon abwimmeln und damit ausgrenzen ließ, ist immer noch wirksam und erzeugt auf der Körperebene das Symptom in Form des Hautekzems an seinen Händen.

Als sich sein Patient wieder etwas beruhigt hat, erklärt ihm Roland die Zusammenhänge und dass dieser innere Konflikt zuerst gelöst werden muss, bevor eine dauerhafte Heilung möglich ist. Die seinerzeitige Besserung durch die Behandlung der Kräuterheilerin sei nur eine zeitlich begrenzte Unterdrückung der Symptome und keine wirkliche Heilung gewesen, die immer ein Erkennen und eine Veränderung der seelischen Ursachen fordere. Deshalb sei nach Beendigung der damaligen Therapie die Erkrankung zwangsläufig wieder ausgebrochen. Ron macht seinem Patienten klar, dass er zuerst mit seinem Bruder ins Reine kommen müsse, um dadurch seine vermeintliche Schuld zu tilgen und um anschließend von den körperlichen Signalen in Form der Erkrankung befreit zu sein.

„Und wie soll ich das machen? Mein Bruder ist schließlich tot, und ich kann nicht mehr mit ihm sprechen und ihn um Entschuldigung bitten."

In Luca Rotolos Stimme schwingt Verzweiflung und Wut über die scheinbar unlösbare Situation mit.

In den kommenden Minuten versucht Roland, seinem Patienten den Weg zu erklären und schmackhaft zu machen, den er aus Sicht des Heilers beschreiten muss, um den seelischen Konflikt und seine körperlichen Folgen zu beseitigen. Vorsichtig tastet sich Roland in die Glaubenswelt von Luca Rotolo vor, um festzustellen, was dieser bezüglich Leben und Tod und insbesondere im Hinblick auf ein Weiterleben nach dem Tod denkt. Erleichtert nimmt Roland zur Kenntnis, dass Luca zwar an ein Leben nach dem Tod glaubt, sich aber über das Wie und Wo noch keine großen Gedanken gemacht hat. Schrittweise führt er seinen Patienten an die Vorstellung heran, dass man mit den Verstorbenen in Kontakt treten und sich mit ihnen unterhalten kann und es dazu nur eines besonderen Bewusstseinszustandes, der Trance, bedürfe, die einen solchen Dialog überhaupt erst möglich macht.

„Und sie glauben, das klappt bei mir?"

Roland spürt nicht nur die Skepsis, sondern auch die Angst des Kranken vor solch einem Kontakt. Wer begegnet schon gern der Person, der gegenüber man sich in hohem Maße schuldig fühlt.

„Ich sehe im Moment keinen anderen Weg, wenn Sie sich nicht nur von Ihrer Krankheit, sondern hauptsächlich von Ihrem schlechten Gewissen befreien wollen! Erst die Versöhnung mit

Ihrem Bruder und die Erfahrung der Vergebung befreit Sie von Ihrer seelischen Last."

Luca Rotolo schaut auf seine Schuhe und ringt sichtlich mit seinem Zweifel und seinem Unbehagen.

„Und was ist, wenn mir mein Bruder nicht vergeben will und noch wütend auf mich ist?"

Roland Alexander lächelt verständnisvoll.

„Aufgrund meiner Erfahrung erwarte ich eher, dass die Seele Ihres Bruders sehr froh sein wird, eine Gelegenheit zu haben, mit einem ihm nahe stehenden Menschen zu sprechen und um Verständnis und Vergebung für seine eigene Tat zu bitten. Ich denke, Sie täten Ihrem Bruder damit sogar einen sehr großen Gefallen!"

Luca schaut verblüfft seinen Therapeuten an. Aus dieser Perspektive hat er das Ganze noch gar nicht betrachtet. Als guter Katholik weiß er, das Selbstmord eine Todsünde ist, und wenn er, Luca, dazu beitragen könne, dass die Seele seines Bruders schneller aus dem Fegefeuer entlassen wird, würde das doch seine Position gegenüber seinem Bruder erheblich verbessern. Auf den fragenden Blick von Roland hin gibt er nickend sein Einverständnis zu einer solchen Therapie.

Da die Zeit schon fortgeschritten ist, vereinbaren sie einen Termin für den folgenden Montag, wenn der Salon von Luca Rotolo geschlossen ist.

Leicht und mühelos lässt sich der Italiener in die Tiefen seines Bewusstseins führen. Er hat ein ausgeprägtes bildliches Vorstellungsvermögen und kann so die Suggestionen Rolands gut annehmen und umsetzen. In Trance begegnet Luca seinem Bruder, und beide liegen sich in seiner inneren Schau bald darauf weinend in den Armen. Die Begegnung verläuft ganz anders, viel liebevoller und unproblematischer, als Luca sich das vorgestellt hat. Tief bewegt von seinem Treffen und sehr dankbar über das Geschenk der gegenseitigen Vergebung und dem Erleben der brüderlichen Liebe über den Tod hinaus, kommt Luca aus der Trance zurück und ist zuerst einmal nicht in der Lage, weiter über das

Erlebte zu sprechen. Roland umarmt und beglückwünscht ihn zum Abschied und ist gespannt darauf, wie sich die Sitzung und die am Ende der Trance gesetzten Heilungssuggestionen auf das Krankheitsbild seines Patienten auswirken werden.

Drei Wochen später hat Carola wieder einen Termin in Luca Rotolos Salon. Schon an der Tür fängt er sie ab und zeigt ihr freudestrahlend seine weitgehend abgeheilten Hände. Anschließend erzählt er allen anwesenden Kundinnen lautstark und überschwänglich, wie wunderbar seine für ihn doch so wichtigen und wertvollen Hände von Carolas Mann, einem begnadeten Heiler, geheilt worden seien. Carola ist es ein wenig peinlich, von den anderen Frauen so neugierig beäugt zu werden, und ist froh, als der Meister mit dem Frisieren ihrer Haare beginnt.

Die Tatsache, dass Roland und sie zur Zeit keine berufliche Anstellung haben, ängstigt Carola insgeheim doch ein wenig. Überhaupt, seid Lucia auf der Welt ist, macht sie sich mehr Sorgen um die Zukunft, als sie das vorher tat. Die Mutterschaft und damit die Verantwortung für ein neues Leben lassen sie die Prophezeiungen für die kommenden Zeit in einem bedrohlicheren Licht sehen. Wie und wovon sollen Roland, sie und das Kind leben? Wie als Antwort auf ihre Ängste und Befürchtungen meldet sich Sarah, ihre Geistführerin, in einer der folgenden Nächte und tröstet sie mit den folgenden Worten: „Das Leben des Menschen spielt sich im Allgemeinen in der äußeren Scheinwelt ab. Aber der erwachte Mensch kehrt sich nach innen, in das unscheinbare, aber tatsächlich reale Leben. Das geistige Sein ist immer real, ewig seiend. Würden doch die Menschen sich mehr Gedanken um das Leben ihrer Seele machen, wie bald würden sie die Hinfälligkeit der äußeren Scheinwelt erkennen. Was ist der Mensch, wenn die Seele den Körper verlassen hat? Starre Materie. Der leblose Körper wird der Erde übergeben. Diese nimmt ihn bereitwillig in ihrem Schoße auf, immer wissend um die Einheit alles Seienden.

Es muss aber nicht für alle Zeiten so sein, dass der menschliche Körper zu Staub verfällt. Der geistig erwachte und wachsende Mensch verfeinert und vergeistigt nach und nach auch seinen Körper, so dass er mit der Zeit so feinstofflich wird, dass er ihn am Ende seines Erdendaseins nicht abzulegen braucht. Auch das ist Evolution! Die Entwicklung des Fleisches ins Geistige. Gibt das nicht jedem Mut, der von der untrennbaren Einheit mit Gott weiß? Die Vergeistigung des Körpers fängt mit der Heilung körperlicher Leiden an. Ein Mensch, der weiß, dass er ein Gott-Mensch ist, ist sein eigener geistiger Heiler. Er übt und versteht es, seinen Körpertempel derart mit guten Gedanken zu durchfluten, dass keine Krankheit sich auf Dauer bei ihm halten kann. Er lässt das Christuslicht durch alle Zellen und Organe herein. Diese fühlen sich belebt und erhoben und können schließlich nicht anders, als heil zu sein. Wir müssen aber auch hier wieder die Bemerkung anfügen, dass die Heilung gewissermaßen zeitlich vom Karma der jeweiligen Seele abhängt. Karma-Ablösung und Heilung ist auch ein untrennbares Zusammenspiel. Alles liegt auf der Waage der Gerechtigkeit. Wir wissen, dass viele Menschen sagen, das karmische Gesetz sei unbarmherzig hart. Wir sagen, es ist gerecht bis ins kleinste Detail. Der Mensch empfindet es als zu hart, der seine Vorleben, das heißt sein Seelenkonto, nicht kennt. Doch am Ende erkennt jede Seele, dass die Rechnung bis aufs Feinste stimmt.

Wir wollen aber noch bei dem Thema der Vergeistigung des Körpers bleiben. Schon sehr viele Menschen haben die Erde verlassen, ohne ihren Körper abzulegen. Jesus, Maria, seine Mutter, Elias und viele Unbekannte mehr. Dieses war möglich, indem sie die Welt überwanden und ihren Körper von aller Erdenschwere befreiten, ihn als geistige Schöpfung Gottes den Augen ihrer Mitmenschen entziehen konnten. Wir wissen bereits, dass die geistige und materielle Welt ineinander verwoben sind. Nirgends existiert Trennung! Der Mensch, der nach und nach die Bedürfnisse der Materie ablegen kann, vergeistigt sie automatisch. Er erreicht irgendwann den Punkt, da kein Mangel mehr empfunden wird, keine Schwere mehr belastet, alles göttliches, geistiges Sein ist. Wird die Verdichtung auf diese Weise aufgelöst, so ist es nur natürlich, dass die Seele sich nicht mehr vom Körper trennen muss, weil es keine Trennung mehr gibt. Wir können den Kreis unendlich drehen, Einheit mit Gott ist immer Ganzheit, Vollkommenheit.

Es gibt viele Menschen, die ein verkrampftes Schlaf- und Essbedürfnis haben. Das bedeutet Mangel. Es ist aber kein Mangel an Schlaf und Essen, sondern es ist Mangel an Geistigkeit. Mit dem Wachsen des geistigen Bewusstseins verkümmern diese übertriebenen Bedürfnisse oder sie normalisieren sich. Diese Menschen befinden sich noch im Ungleichgewicht, Sie sind nervös und gereizt, dabei müssten sie sich doch nur jeden Augenblick vergegenwärtigen, dass sie von Gott geliebt werden. Sie brauchen nur ihre Verkrampftheit aufzugeben und sich fallen zu lassen in die Hand und den Willen Gottes. Sobald der Mensch dies fertigbringt, wird er ruhig und gelassen. Er labt sich an den ewigen Quellen Gottes, und die körperlichen Ess- und Schlafbedürfnisse quälen ihn nicht mehr.

Wir wollen damit nicht sagen, dass der geistig orientierte Mensch nicht mehr zu essen und zu schlafen braucht, wir sprachen ja von den verkrampften, übertriebenen Bedürfnissen. An dieser Stelle sei noch angefügt, dass jeder Mensch in der Lage ist, geistig, das heißt gedanklich, jede Substanz aufzunehmen, derer er bedarf. Der Kosmos hält alles bereit. Die geistigen Gaben dürfen unbegrenzt in Anspruch genommen werden. So kann der Mensch tatsächlich Stoffe für seinen Körper aufnehmen, die aufbauend und harmonisierend in ihm wirken. Gott ist die Allversorgung, die vollkommene Liebe, die für jeden alles bereithält, sein Geben ist unerschöpflich, jeder nehme sich, was er benötigt, bis es keine Bedürfnisse mehr zu befriedigen gibt, weil wir zu unserem vollkommenen Ursprung zurückgekehrt sind."

Anfang Oktober 2009 ist in Deutschland das Superwahljahr bereits Geschichte. Ernüchterung ist eingekehrt. Die siegreichen Parteien ringen um eine Koalitionsvereinbarung, die nicht allzu weit von dem entfernt ist, was sie im Vorwahlkampf lauthals versprochen haben. Mit allen Mitteln versuchen Regierung, Medien und Vertreter des Gesundheitswesens weiter, die Menschen dazu zu bringen, sich gegen die Schweinegrippe impfen zu lassen. Wenn es eine Möglichkeit gäbe, eine Zwangsimpfung einzuführen, davon ist Roland überzeugt, so würde auch das passieren. Er hat nun mehr Muße und Gelegenheit, sich mit den nationalen und internationalen Ereignissen jenseits von Wirtschaft und Technik zu befassen und recherchiert viel im Internet. Dabei stößt er auf eine Vielzahl von Berichten über esoterische Themen und ist erstaunt, in wie vielen Internet-Foren man sich leidenschaftlich über grenzwissenschaftliche und paranormale Thesen und Verschwörungstheorien austauscht. Ganz offensichtlich gibt es hier eine Subkultur, die von der offiziellen Gesellschaft und ihren Vertretern ignoriert wird. Aber das passiert ja allem, was nicht dem gängigen Weltbild, das weitgehend von Medien und den Meinungsmachern gezeichnet wird, entspricht.

Roland ist froh, mit Jadasa einen Kontakt zu einer Ebene und deren Repräsentanten gefunden zu haben, dem er voll vertrauen kann. So zweifelt er auch nicht, als er von seiner Geistführerin erfährt, dass es schon lange Kontakte zwischen Außerirdischen und Regierungsvertretern verschiedener Staaten gibt. Dieser Austausch wird von Seiten der betreffenden Staaten geheimgehalten, um möglichst allein und ungestört von dem, was diese Besucher an Know-how und Technologie mitbringen, profitieren zu können. In diesem Zusammenhang teilt ihm Jadasa auch mit, dass es Planungen gibt, bei Eskalation der kommenden Ereignisse auf der Erde spirituell weiterentwickelte Mitglieder der menschlichen Rasse durch eine Raumschiffflotte zeitweise zu evakuieren. Als er vorsichtig anfragt, was seine Familie und er zu erwarten haben, wird er von Jadasa auf die letzte Botschaft von Sarah an Carola hingewiesen und aufgefordert, nicht sein Vertrauen und seinen Glauben an die Zusicherung zu verlieren, dass für sie gesorgt würde.

In diesen Tagen konsultiert ihn als Heiler zum ersten Mal eine junge Ärztin. Catarina Weyrich ist Oberärztin in einer Strahlenklinik, selbst schwer an Brustkrebs erkrankt, mit Metastierungen im ganzen Körper, und von ihren Kollegen nach erfolgloser Chemotherapie zum Sterben nach Hause entlassen. Sie ist im gleichen Krankenhaus angestellt gewesen, in dem Rons ehemaliger Chef, Dr. Franken, von ihm so erfolgreich behandelt worden ist und hat vom dortigen Oberarzt, Dr. Schneider, von Rolands Wirken erfahren. In ihrer ersten Panik nach der Feststellung, dass die Chemotherapie nichts gebracht hatte, war sie auf Empfehlung eines Freundes zu einer bekannten Schamanin nach Brasilien geflogen. Catarina war von der Ausstrahlung dieser Frau sehr beeindruckt gewesen und bekam von ihr die Botschaft mit, dass ihr seelisches Problem unerlöste Wut sei. Allerdings auch nach längerem Nachdenken zu Hause konnte sie damit nichts anfangen, und der Krebs bildete sich leider nicht zurück. Dann kam sie zu Roland Alexander.

Von Werner Traugott, seinem Therapeuten, der selbst ein Medium ist, hatte Roland gelernt, dass es therapeutisch wesentlich wirksamer ist, jemanden etwas erfahren zu lassen, anstatt ihm Dinge zu erzählen, die der Betreffende nur glauben kann. Gleichgültig ob die Botschaft richtig oder falsch sei, neige das Ego der meisten Patienten dazu, sich gegenüber unliebsamen Informationen blind und taub zu stellen. Deshalb nutze er seit langem Trance- und Hypnose-Therapien, die den Patienten das Ungeliebte und Verdrängte wiedererinnern und erfahren lassen. Ein Leugnen oder eine Vogel-Strauß-Politik des betreffenden Individuums seien dann nicht mehr möglich.

Der Primärtumor der Patientin sitzt in der linken Brust. Durch den Klatsch-Test findet Roland heraus, dass es sich dabei um einen Mutter/Kind/Nest-Konflikt handelt und weiß somit, in welche Richtung er weiter im Unterbewusstsein der Patientin suchen muss, um die konkrete Ursache aufzudecken. Bereits in der ersten Sitzung, im Rahmen der Konfrontation der Patientin mit den Archetypen der Frauenrolle, kommt es bei Catarina Weyrich beim Erleben des Mutterbildes zu einem schlagartigen und heftigen Gefühlsausbruch. Eine aufgestaute, aber lange verdrängte Wut auf die Mutter kommt zum Vorschein und bestätigt die Aussage der brasilianischen Heilerin. Durch gezielte Suggestionen, lange Gespräche und heilsame Energiezuführung durch sein Handauflegen erreicht es Ron, dass sich die Patientin mit ihrer Mutter schließlich aussprechen und versöhnen kann. Auf der körperlichen Ebene geht es Catarina Weyrich bald darauf wieder sehr gut, die Schmerzen verschwinden, und sie kann wieder stundenweise im Krankenhaus arbeiten. Roland bestärkt sie in ihrem Glauben, dass sich auch die verschiedenen Krebsherde in ihrem Körper nun auflösen werden.

Bei einem Frühstück, Anfang November 2009, muss Ron beim Lesen der Tageszeitung plötzlich laut lachen. „Künstlicher Schneesturm lässt Pekinger frieren" lautet die Überschrift eines Artikels im Nachrichtenteil des Blattes. Wissenschaftler der chinesischen Regierung hatten riesige Mengen von Chemikalien in die Wolken geschossen, um der lang anhaltenden Dürre in der Hauptstadt zu begegnen, und dadurch sechzehn Millionen Tonnen Schnee über Peking niedergehen lassen. Der unerwartete Schneefall führte zum Zusammenbruch des Verkehrs. Zweihundert Flüge fielen aus und tausende Passagiere saßen fest. Zudem gab es zahlreiche Verkehrsunfälle auf verschneiten Straßen und anhaltende Stromausfälle. Da die Heizperiode erst Mitte November offiziell beginnt und deshalb die Heizungen noch nicht eingeschaltet sind, frieren jetzt hunderttausende Pekinger in ihren Wohnungen. In einer Zeit globaler Krisen eigentlich keine weltbewegende Meldung, fast schon lachhaft. Aber eben doch ein weiteres Indiz dafür, dass der Mensch weiter unbedacht und ohne an mögliche Konsequenzen zu denken selbstherrlich in die Umwelt eingreift und dann wie ein Kind erschrocken vor den Folgen seiner Taten steht.

Dass Krankheiten zwar meistens, aber nicht immer auf unerlöste seelische Themen des Erkrankten hinweisen, erfährt Roland Alexander durch eine Sängerin, die als Contergan-Kind geboren wurde und den Heiler wegen einer Stimmbandreizung aufsucht. Nach mehreren Behandlungen durch Handauflegen ist die Problematik abgeklungen, und Luisa Farell bekundet Ron ihr Interesse an einer Reinkarnationstherapie. Die inzwischen 50-jährige möchte gern wissen, warum sie mit dieser Behinderung geboren wurde. Zu ihrer eigenen wie Rolands Überraschung erinnert sie sich in Trance an ihre jenseitige Entscheidung, durch die Übernahme dieser Krankheit ihrem Umfeld im folgenden Leben einen Dienst erweisen zu wollen. Sie, eine alte Seele, hatte dieses Schicksal gewählt, um den sie begleitenden jungen Seelen in Gestalt ihrer Eltern und Geschwister eine Lektion in Sachen Lebensfreude zu erteilen und es ihnen zu ermöglichen, dadurch die ihnen offensichtlich noch fehlende Befähigung zur Nächstenliebe und Fürsorge zu entwickeln.

Das Jahr 2009 neigt sich seinem Ende entgegen, und Roland Alexander erfährt in einem Traum, wie sein augenblickliches Leben und die bewegenden Erfahrungen der drei letzen Jahre von einer vergessenen Entscheidung im Jenseits bestimmt und geprägt wurden...

Epilog

Dunkelheit hüllt ihn wie ein weiches Tuch ein. Ein sanftes Schweben im leeren Raum. Licht und Farben durchzucken nach einer Weile wie Blitze die Finsternis, und unwillkürlich öffnet der Schläfer die Augen. Verwundert, aber unberührt sieht er sich ein paar Meter über seinem im Schnee liegenden Körper schweben. Am Rande seines Gesichtsfeldes schlagen Flammen aus einem auf dem Dach liegenden Auto. Menschen laufen aufgeregt umher, und einige kümmern sich um seinen reglosen Körper. Dann kommt ein weiteres Stück Erinnerung wieder. Die letzten Sekunden vor dem Unfall, das grelle Gegenlicht, das schrille Kreischen der Bremsen und dann das Ausbrechen seines Wagens. Seine verzweifelten Versuche gegenzusteuern und dann, wie im Zeitraffer, der mehrfache Überschlag und wie er von mutigen Helfern aus dem brennenden Auto gezogen wird. Am seltsamsten ist die Stille danach. So, als wenn die Welt stehengeblieben wäre. Nichts als Stille und eine tiefe Ruhe. Er fühlt keine Schmerzen, nur Leichtigkeit, als er langsam weiter nach oben dem Licht entgegen schwebt.

Eine seltsam vertraute Lichtgestalt empfängt seine Seele. Alles hier ist aus Kristall, blitzt und blinkt und bricht das Licht in alle Farben. Das Licht scheint von überall gleichzeitig herzukommen. Lichtkaskaden und Farbströme durchziehen den kristallenen Boden und alle ihm entwachsenen Formen und spiegeln sich im Lichtkörper seines Gegenübers. Und dann diese sonore Stimme in seinem Kopf, die ihn willkommen heißt.

„Nun, mein Sohn, bist du am Scheideweg! Dein altes Leben ist hier zu Ende, und wie immer hast du die Wahl. Entweder du setzt Deinen Weg fort in die Sphären des Geistes und wirst dich bald darauf wieder hinab begeben zu neuer einzigartiger Erfahrung oder du kehrst zurück in dieses Leben, gibst ihm eine neue Richtung und bringst zur Vollendung, was du vor langer Zeit begonnen hast.“ Erinnerungen an sein früheres Leben als mittelalterlicher Heiler durchfluten den Heimkehrer und eine Ahnung von dem Kommenden, wenn er sich entschließt, das augenblickliche Leben unter neuen Vorzeichen fortzusetzen. Die Stimme mahnt ihn zur Entscheidung, und seine Seele spürt den Wunsch der Lichtgestalt, dass er seinen Weg zum Ruhme Gottes und der eigenen Vollendung fortsetzen und deshalb in die zurückgelassene Form zurückkehren möge. Anfänglich noch widerstrebend, aber dann doch immer bereitwilliger, kehrt ein Lichtträger zurück und ergreift wieder Besitz von seinem Körper im OP des Krankenhauses. Eine seltsame Mischung aus Vorfreude und wieder aufflammendem Schmerz begrüßen den Rückkehrer, und zur Erleichterung der anwesenden Ärzte und Schwestern zeigt das Überwachungsgerät wieder eine normale Puls und Herzfrequenz.

Einladung zur Initiation und Ausbildung als Geistheiler

Seit über 25 Jahren initiiere ich weltweit Menschen, die den Wunsch in sich verspüren, ihren Mitmenschen auf diese spirituelle Weise zu dienen.

Initiation ist das lateinische Wort für Einweihung und bedeutet den rituellen Eintritt in ein neues und entscheidendes Lebensstadium. In vergangenen Jahrtausenden verstand man darunter eine symbolische oder religiöse Handlung bei der Einführung eines neuen Mitglieds in eine geheime Gesellschaft oder einen Mysterienkult. Im Verborgenen – meistens in speziellen Räumen von Tempeln und Pyramiden – geschah das, was in der heutigen Zeit offen, ohne falschen Mystizismus und ohne zwingende Anbindung an eine Gemeinschaft vermittelt und übertragen werden kann. Als Initiator sehe ich mich selbst dabei nur als Türöffner, der dem Kandidaten das Tor zu seinem Höheren Selbst und seinen Möglichkeiten öffnet, und nicht als Magier, der dem Schüler seine Kräfte überträgt oder ihn lehrt, sich fremde Geister untertan zu machen.

Entsprechend der menschlichen Trinität von Körper, Seele und Geist erfahren wir Einweihung auch in allen drei Seinsbereichen. Die Naturwissenschaften führen uns in die Geheimnisse der Materie und damit unseres Körpers ein. Seit der Mensch beginnt, sich bewusst zu werden, nutzt er magisches Wissen und seine Techniken, um seine seelischen Räume und seine Fähigkeiten zu erforschen und zu erproben. Aber nur wenigen Eingeweihten war es vor Erscheinen des großen Weltenlehrers Jesus Christus vergönnt, in Kontakt mit dem Höheren Selbst, dem göttlichen Geist in jedem Menschen, zu treten. Eine spirituelle Initiation, die ihren Namen zu Recht trägt, lenkt das Bewusstsein des Kandidaten nur auf den All-Einen, öffnet das vorher verschlossene Tor zum Höheren Selbst und schafft eine Verbindung zwischen der Ebene der Materie und der Sphäre des Geistlichts, das nicht zu verwechseln ist mit dem Astrallicht, das heute viele Eingeweihte käuflicher magischer Systeme erleben und fälschlicherweise für das Geistlicht halten.

Initiiert bzw. eingeweiht werden soll der Kandidat in das viele Jahrhunderte lang geheimgehaltene Wissen über die Trinität des Menschen, das Wechselspiel von Geist, Seele und Körper und die einzelnen Schritte, die sein Bewusstsein machen muss, um den Weg zurück in die Einheit mit Gott gehen zu können. Meditation, Kontemplation und Gebet sind Hilfen auf diesem Weg. Esoterisches und insbesondere spirituelles Wissen sind Fackeln, die uns auf diesem manchmal dunklen und oft als steil und mühsam empfundenen Weg der Entwicklung leuchten. Unsere Aura und unser Chakra-System offenbaren dann unseren Entwicklungsstand; und so wird dem Schüler im Rahmen des Initiationskurses neben den zentralen Teilen der esoterischen Philosophie auch ein theoretisches Konzept mit der entsprechenden praktischen Anleitung vermittelt.

Am Ende der Ausbildung setze ich bei dem Initianden vor der Behandlung seines ersten Patienten einen bestimmten rituellen Lichtimpuls, der das bisher verschlossene Tor zwischen seiner Seele und seinem Höheren Selbst öffnet und im gleichen Augenblick die geistigen Lichtfrequenzen bis hinunter in seinen physischen Körper strömen lässt. Ab diesem Moment fließt durch die Hände des neuen Heilers das Licht seines Höheren Selbst und bringt wieder die göttliche Ordnung und damit Harmonie und Heilung in die Seele dessen, dem er seine Hände in Liebe und Demut auflegt. Der physische Körper des Hilfesuchenden, der ja durch seine Erkrankung nur den vorausgehenden krankhaften Zustand der Seele spiegelt, gesundet dann nach und nach wieder. So betrachtet, heilt sich jeder selbst, wenn er – ob allein oder mit Hilfe eines Heilers, eines geistigen Lehrers oder eines medizinischen Behandlers – seine seelische Einstellung ändert und die Hilfen, die ihm gegeben werden, nutzt. Der Arzt, der Heiler, der geistige Lehrer – sie alle geben immer nur Hilfe zur Selbsthilfe. Die Heilung ist dabei normalerweise ein Indiz dafür, dass auf seelischer Ebene eine Wandlung oder zumindest eine Verhaltensänderung des Kranken eingetreten ist.

Im Rahmen des Initiations-Kurses wird das Wesen des Lichts aller drei Ebenen erläutert und Grundkenntnisse der Nutzung von Farbschwingungen bei der Heilung von Körper und Seele vermittelt. Darüber hinaus lehre ich meine Schüler, wie und wann Fernheilung durchgeführt und eingesetzt werden sollte und wie sie sich und Dritte mittels spiritueller Techniken gegen astrale bzw. magische Beeinflussungsversuche und Attacken wehren können. Im Vertiefungs-Kurs wird das Wissen erweitert, aber die grundsätzliche Ausübung ist mit dem Initiations-Kurs gewährleistet, so dass der Schüler auch alle weiteren Schritte alleine unternehmen kann.

Jeder Magier, jeder spirituelle Lehrer hat die Pflicht, die Reife und die Motivation des Schülers zu prüfen, bevor er ihm durch Initiation Möglichkeiten eröffnet, die diesen in einen höheren Grad der Verantwortung treten lassen. Tut der Lehrer dies nicht, wie bei den meisten heute gegen Geld angepriesenen Initiationen, so trägt er eine karmische Mitverantwortung an allem, was der Schüler aufgrund des bewussten wie unbewussten Missbrauchs seiner Fähigkeiten nach dem Gesetz von Ursache und Wirkung zu erwarten hat. Daher führe ich mit jedem der Kandidaten ein dreistündiges kostenpflichtiges Vorgespräch (mein Stundenhonorar beläuft sich auf 80,- €), in dem ich vor der Zulassung die Eignung des Betreffenden, d.h. seine Einstellung sowie seine seelische und körperliche Gesundheit, überprüfe. Der Initiationskurs selbst, der von Freitagnachmittag bis Sonntagabend dauert, ist kostenfrei! Es wird lediglich ein kleiner Obolus von 30,- € pro Person für die ausführlichen schriftlichen Unterlagen (niemand muss mitschreiben, jeder kann sich deshalb ganz auf die Erklärungen und Demonstrationen konzentrieren) und für die Getränke erwartet. Das Vorgespräch und die Initiations- und Vertiefungs-Kurse finden nur in Siersburg/Saar statt. Weitere Informationen über die Ausbildung und alle anderen Bücher finden Sie unter www.axel-philippi.de

Wer also von dieser Einladung Gebrauch machen bzw. mich als Geistheiler oder Reinkarnationstherapeut konsultieren will, der kann dies über meine Website oder schriftlich unter folgender Adresse tun:

Axel Philippi
Praxis für Geistiges Heilen und Reinkarnations-Therapie
Zur Niedtalhalle 2
66780 Siersburg
axel.w.philippi@t-online.de
www.axel-philippi.de

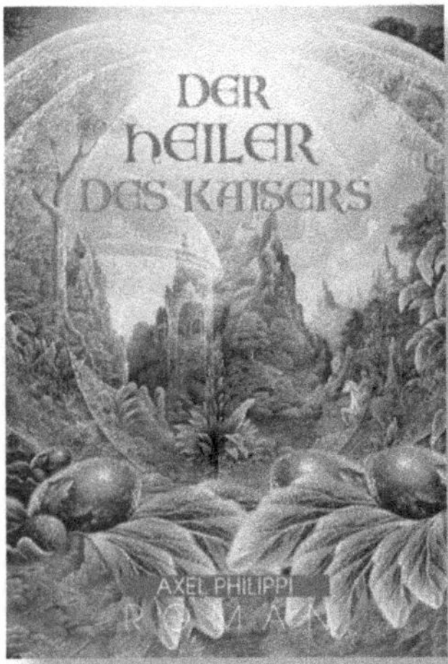

Axel Philippi
Der Heiler des Kaisers
978-3-89427-129-9)
Hardcover mit Schutzumschlag
296 Seiten

Die Antwort der Esoterik auf den „Medicus" und die „Päpstin"! Ein Roman, in dem die Mächte des Lichtes gegen die Kräfte der Finsternis dramatische Kämpfe auszufechten haben. Ein Roman, der tiefes geistiges Wissen enthält und zugleich von fesselnder Spannung bestimmt ist.